EAT TRAIN LOVE

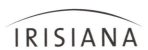

INHALT

MEINE REISE 4

CLEAN EATING KENNENLERNEN 9

Was ist Clean Eating und was ist es nicht? 10
Was meine Oma mit Clean Eating zu tun hat 11
Back to the roots – warum wir uns alle clean ernähren sollten 12
Die Vorzüge einer cleanen Ernährung 16
Meine sieben einfachen Clean-Eating-Regeln 19
Yogische Inspirationen für deine cleane Ernährung 25

MIT CLEAN EATING BEGINNEN 29

Clean Eating beginnt im Kopf 30
Fünf Schritte für deinen cleanen Start 31
Special: Meine Clean-Eating-Einkaufsliste 35
Special: Ein Clean-Eating-Beispieltag 37
Fünf Erfolgsfaktoren, um langfristig am Ball zu bleiben 38
Deine eigenen Clean-Eating-Regeln gestalten 42

DIE HERAUSFORDERUNGEN IM CLEAN EATING MEISTERN 45

Enttarne deine negativen Glaubenssätze und denke um! 46
Clean Eating und der Zeitfaktor 47
Clean Eating und die Kosten 49
Clean Eating und unser Umfeld 50
Clean Eating im Büro bzw. bei der Arbeit 52
Clean Eating im Restaurant 53
Clean Eating auf Reisen 54

DICH MIT CLEAN EATING DANKBAR UND BEWUSST ERNÄHREN 57

Nahrung ist Liebe 58
Wähle deine Lebensmittel bewusst aus! 61
Bereite jede Mahlzeit mit Hingabe zu! 63
Iss jede Mahlzeit ganz bewusst! 64
Erlerne dein natürliches Hunger- und Sättigungsgefühl neu! 67

DIE MÖGLICHKEITEN DES CLEAN EATING ENTDECKEN 73

Der tägliche grüne Smoothie 74
Special: Baukasten für deine grünen Smoothies 76
Das Superfood-Universum 78
Special: Meine TOP 10 Superfoods und ihre Wirkung 80
Grüner Tee – mein Lebenselixier aus Fernost 82
Kaufe Qualität, wenn sie Saison hat 84
Sprouting und Eigenanbau von Salat, Gemüse und Co. 86

IN DER CLEAN-EATING-KÜCHE ZAUBERN 89

Kochen kann jeder – auch du! 90
Meine cleanen Lieblingsgerichte plus Variationsideen 94

CLEAN EATING MIT YOGA VEREINEN 127

Mein Weg zum Yoga 128
Yoga ist ein Weg zurück zu dir 129
Yoga ist tägliche Nahrung für deinen Körper 130
Koch dein eigenes Süppchen beim Yoga! 131
Sei echt wie deine Nahrung! 132
Yogarituale: Wie du Yoga in deinen Tag integrierst 133
Mein yogisches Guten-Morgen-Ritual:
   Wach werden und den Stoffwechsel ankurbeln 134
Mein HIIT-YOGA-Workout: Energien fließen lassen
   und Körperfett verbrennen 147
Mein abendliches Yoga-Ritual: Vom Tag abschalten und gut einschlafen 158

DEINE REISE 172

Danksagung 174
Rezept- und Übungsregister 175
Impressum 176

MEINE REISE

Meine Reise hin zu einem gesunden, aktiven und glücklichen Leben begann Anfang 2012. Ich hatte wenige Monate zuvor meinen berufsbegleitenden Master of Business Administration (MBA) abgeschlossen, arbeitete hart und trug bereits viel Verantwortung in meinem Job. Nach außen hin sah alles nach einer erfolgreichen jungen Karrierefrau aus, die zufrieden mit sich war und ein beneidenswertes Leben führte. Doch in meinem Inneren zeigte sich immer mehr ein anderes Bild.

Ich hatte ständig heftige Rückenschmerzen, einmal im Monat plagten mich Migräneattacken, ich litt unter Sodbrennen, fühlte mich oft energielos, war häufig erkältet und ich schlief unruhig. Kein Wunder, ich verlangte täglich Höchstleistung von meinem Geist und meinem Körper und gab beiden seit Jahren wenig Gutes zurück.

Besonders meine Ernährung war alles andere als gesund. Ich kaufte Fertigprodukte, kochte selten und aß ständig Süßigkeiten im Büro. Geregelte Mahlzeiten kannte ich nicht, Salat und Gemüse waren mir ein Graus. Wenn ich das Gefühl hatte, dass ich zwei, drei Kilos zu viel auf den Hüften hatte, aß ich zwei, drei Tage wenig, und schon war das Problem gelöst. Disziplin zeichnete mich schließlich aus! Leider nicht in puncto Bewegung und Sport. Natürlich wollte ich etwas gegen meine Rückenschmerzen tun und wurde Mitglied im Fitnessstudio. Doch ich ging selten dorthin. Sport war für mich pure Zeitverschwendung! Genau wie Entspannung und bewusstes Leben. Ich lebte schnell, ungeduldig und ungesund. Gleichzeitig brannte jedoch immer stärker das Gefühl in mir, dass ich mir selbst eine Fremde war. Ich stand nicht in Kontakt mit mir und meinem Körper. Und ich hatte nicht die leiseste Ahnung, was ich tief in meinem Herzen wollte.

Doch eines Tages konnte ich nicht mehr ignorieren, was ich in meinem Körper und meiner Seele wahrnahm. Ich hatte den sehnsüchtigen Wunsch, mich auf ganzer Linie gut um mich selbst zu kümmern. Daher zog ich die Reißleine. Mit der Ernährung fing ich an. Ich recherchierte viel, entdeckte Blogs und Bücher und kam schließlich zum Clean-Eating-Konzept von Tosca Reno. In einer einzigen Nacht verschlang ich ihr Buch auf Englisch und legte von heute auf morgen los. Es klang so fantastisch! Und so einfach! Ich mistete meine Küche aus, probierte neue Einkaufsmöglichkeiten, entdeckte mein Talent am Herd, fand meine Liebe zu grünen Smoothies, gab das Fleischessen auf, kaufte mir einen Entsafter für meine Saftfastenkuren und machte eine dreimonatige Darmreinigung. Statt Fast

Food gab es von nun an natürliche, nährstoff- und abwechslungsreiche Nahrung bei mir. Schon nach wenigen Wochen fühlte ich mich so viel besser in meinem Körper. Ich war lebendiger und voller Energie! EAT.

Dazu kam regelmäßiger Sport. Ich musste auf diesem Feld erst viel ausprobieren, um herauszufinden, was mir wirklich Spaß macht. Über HIIT-Workouts, Klettern, Krafttraining, Hot Iron bis hin zu Pilates bin ich letztendlich zu Power Yoga und zum Laufen gekommen. Beides ist so flexibel und abwechslungsreich. Mit selbst zusammengestellten Power-Yoga-Sessions kräftige und dehne ich meinen Körper, wie er es gerade benötigt. Während ich beim Laufen in der Natur frische Luft tanke, wunderbar abschalten kann und gleichzeitig meine Ausdauer trainiere. Ein tolles Gefühl! TRAIN.

Doch auch nach der Ernährungsumstellung und der sportlichen Aktivität war mit meinem Wunsch nach Veränderung noch nicht Schluss. Ich wusste, dass noch eine weitere Ebene fehlte, die viel schwerer zu greifen war als alles bisher. Sie hatte schlichtweg mit meiner Persönlichkeit zu tun. Mit dem, was mich ausmacht, mit meinen Wünschen, Träumen, Sehnsüchten und Gefühlen. Ich wollte mir selbst nahekommen und mich entdecken. Dafür hielt ich endlich einmal inne und tauchte in mich selbst ein, um mir wortwörtlich auf den Grund zu gehen und mich selbst akzeptieren und lieben zu lernen. Und auch auf diesem Gebiet habe ich viele Fortschritte gemacht. LOVE.

Aus der Faszination für diesen Dreiklang heraus und dem Wunsch, meine Reise für mich und andere Menschen festzuhalten, ist am 1. Februar 2012 mein Blog EAT TRAIN LOVE entstanden. Ich war mir sicher, dass es nicht nur mir alleine so geht. Viele Menschen gehen völlig unbewusst und ungesund mit sich und ihrem Körper um. Wir essen zu viel, rauchen, verzichten auf Sport, schlafen zu wenig, ignorieren körperliche Signale und bringen uns an den Rand der Erschöpfung. Aus welchen Motiven auch immer schaffen es so viele von uns nicht, gut zu sich zu sein und rundum gesund und glücklich zu leben!

Dabei ist es ganz einfach, wenn wir erst einmal den Entschluss gefasst haben und die richtigen Hebel in Bewegung setzen. Bei mir fing es mit ersten kleinen Schritten an, die ich auf meinem Blog EAT TRAIN LOVE dokumentiert habe. Seitdem ist unsagbar viel passiert. Wenn mir vor vier Jahren jemand gesagt hätte, dass ich eine Ausbildung in Vinyasa Power Yoga absolviere, jeden Tag mit Genuss meinen grünen Smoothie trinke und regelmäßig meditiere, hätte ich demjenigen einen Vogel gezeigt! Ich bin stolz auf meinen Weg, denn heute geht es mir so viel besser als früher. Ich fühle mich wohl mit meinem Leben, mit meinem Körper und mit mir selbst. Auch die körperlichen Symptome meines ungesunden

Lebensstils sind verschwunden. Ich bin heute sowohl rückenschmerz- als auch migränefrei und selten von Erkältungen geplagt. Natürlich gibt es auch bei mir immer mal wieder Rückschläge. Doch sind sie für mich eine neue Herausforderung, meinen Weg weiterzugehen und mich nicht beirren zu lassen. Insgesamt habe ich in den vergangenen Jahren gelernt, wie gut es tut, meinen Geist, meine Seele und meinen Körper auf diese ganzheitliche Weise zu unterstützen und in Balance zu bringen. Und alle drei werden zu einem immer stärkeren Team!

GENAU DAS KANNST DU AUCH ERLEBEN!

Du? Ja, ich nehme mir die Freiheit, dich in meinem Buch ganz persönlich und direkt mit »Du« anzusprechen. In meinem ersten Yogakurs habe ich dazu eine überaus positive Erfahrung gemacht. Während wir 15 Yogis in der Kindposition atmeten, sagte unsere Yogalehrerin zu uns: »Diese Yogastunde ist nur für dich und deinen Körper. Genieße sie!« Nur für mich? Wow! Großartig! Ich habe sofort gespürt, wie viel näher mich diese persönliche Formulierung dem Yoga und mir selbst gebracht hat. Das wünsche ich mir mit meinem Buch auch für dich. Ich möchte dir meine Erfahrungen und Tipps rund um EAT TRAIN LOVE auf ganz persönliche Weise näherbringen und nicht im typischen »Ratgeberdeutsch« weit weg von dir erzählen, »was Sie machen sollten und müssten«, um sich besser zu fühlen.

In diesem Buch fokussieren wir uns besonders auf das Thema Clean Eating – eine gesunde, natürliche und ausgewogene Ernährung. Aus eigener Erfahrung weiß ich: Sie ist das Herzstück eines gesunden Lebensstils und sollte immer die Basis für weitere Schritte sein. Ich beschreibe genau, was cleane Ernährung ist, wie du am besten damit beginnst und wie du auch langfristig erfolgreich am Ball bleibst, welches meine liebsten Alltagsrezepte sind und mit welchen Tricks du Herausforderungen meisterst. Mein Buch beantwortet dir alle Fragen, die dir auf deiner Clean-Eating-Reise früher oder später begegnen werden. Woher ich das weiß? Ich habe sie mir damals größtenteils selbst gestellt und im Gespräch mit vielen Hundert Blogleserinnen und -lesern ein gutes Gefühl dafür entwickelt, was Menschen im Zusammenhang mit Clean Eating beschäftigt.

Doch an dieser Stelle hört das Buch nicht auf. Ganzheitlich heißt für mich, dass wir niemals die anderen Aspekte aus den Augen verlieren dürfen, die zu einem gesunden Leben gehören, wenn wir uns mit unserer Ernährung befassen. Clean Eating hat unglaublich viel mit Bewusstheit und der Liebe zu unserem Körper zu tun, aber auch yogische Einflüsse lassen sich in diesem Konzept wiederfinden. Dies ist der Grund, warum ich all das in meinem Buch zusammenführe. Clean Eating allein ist schön und gut, aber so richtig begeistern wird es dich erst, wenn du es in deinem Leben mit anderen Aspekten aus TRAIN und LOVE verbindest:

- Achtsames und genussvolles Essen
- Dankbarkeit für deine Mahlzeiten
- Wiedererlernen deines natürlichen Hunger- und Sättigungsgefühls
- Yoga am Morgen, um deinen Stoffwechsel sanft zu wecken
- Power-Workouts zum Pushen deiner Fettverbrennung
- und Abendrituale zum Erden und Abschalten.

Ich bin also weitergegangen, als mich nur mit Clean Eating zu beschäftigen. Ich schlage die Brücke von EAT zu TRAIN und LOVE. Der Aspekt LOVE durchzieht dieses Buch wie ein roter Faden, denn wo es um Ernährung und Yoga geht, darfst du nicht vergessen, immer wieder achtsam in dich hineinzuhorchen und zu überprüfen, ob das, was du neu in dein Leben bringst, wirklich zu dir passt, inwieweit es dir guttut und wo du noch stärker auf deinen Körper und deinen Geist hören solltest.

Ich bin so dankbar für die Möglichkeit, mit diesem Buch meinen Erfahrungsschatz an dich weitergeben zu dürfen. Denn wenn ich es geschafft habe, in den letzten Jahren mein Leben Stück für Stück umzukrempeln, wirst du es auch schaffen und dich – genau wie ich – nach wenigen Wochen unglaublich wohl in deiner Haut fühlen. Um es mit den leicht abgewandelten Worten von B. K. S. Iyengar – einem der bedeutendsten Yogalehrer seiner Zeit – zu sagen:

> Your body is your temple.
> Keep it clean, healthy and vital for the soul to reside in.

Diese wundervolle Aufgabe hast du nun. Begib dich auf deine eigene EAT TRAIN LOVE - Reise und werde zur besten Version von dir! Clean Eating ist die erste große Station. Probiere aus, was dir gefällt, und behalte das bei, was dir guttut! Und du wirst sehen, wie auch bei dir die Steine ins Rollen kommen …

Deine

Kristin

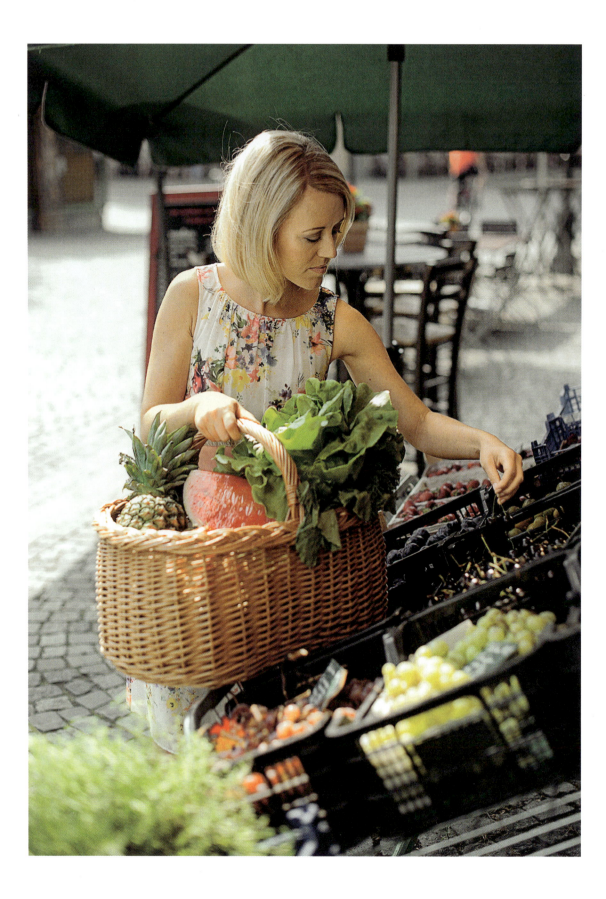

CLEAN EATING KENNENLERNEN

»Iss nichts, was deine Großmutter nicht als Essen erkannt hätte.«

Michael Pollan

»Ohne Zuckerzusätze. Ohne künstliche Aromen. Ohne Konservierungsstoffe« – diese und ähnliche Aufschriften zieren seit Neuestem viele Lebensmittelverpackungen. Der Grund lässt sich herunterbrechen auf zwei Worte: CLEAN EATING. Clean Eating avanciert derzeit zu einem der beliebtesten Ernährungstrends und wird in allen Medien diskutiert. Bevor man selbst auf den cleanen Zug aufspringt, möchten viele natürlich erst einmal verstehen, worum es hier geht. Ist Clean Eating wieder nur eine neue Lifestyle-Diät, die in wenigen Monaten vom Markt verschwunden sein wird? Was bedeutet eigentlich »clean«? Und muss ich jetzt auf meine heiß geliebte Schokolade verzichten? Diesen und ähnlichen Fragen gehen wir im ersten Kapitel ausführlich auf den Grund.

WAS IST CLEAN EATING UND WAS IST ES NICHT?

Aus meiner Sicht ist Clean Eating das einfachste Ernährungskonzept, das es gibt. Bei Clean Eating – zu deutsch »sauber, rein essen« – geht es darum, sich so natürlich, frisch und abwechslungsreich wie möglich zu ernähren, um unserem Körper die beste Grundlage für eine lebenslange Gesundheit zu geben und uns rundum wohl- und fit in unserer Haut zu fühlen. Ich ernähre mich bereits seit mehr als vier Jahren »clean« und vom ersten Tag an hat sich ein neues Ernährungsbewusstsein in meinem Kopf eingestellt:

Du bist, was du isst.

Das ist nicht nur ein leeres Marketingversprechen, das ist die reine Wahrheit. Denn wenn wir uns vorstellen, dass wir jeden Tag nur die besten Lebensmittel essen, die uns Mutter Natur bereitgestellt hat, dann können wir uns ganz leicht ausmalen, wie gut es uns körperlich und auch mental damit gehen wird. Unsere Nahrung ist der Treibstoff unseres Körpers. Je gesünder und natürlicher dieser Treibstoff ist, desto besser wird uns unser Körper durch unser Leben begleiten. Ohne Wehwehchen, Krankheiten und überflüssige Pfunde.

Natürliche, frische und unverarbeitete Lebensmittel wie Obst, Gemüse, Blattsalate, Kräuter, Sprossen, Kartoffeln, Getreideprodukte aus vollem Korn, Hülsenfrüchte, Nüsse und Samen in all ihrer Vielfalt bilden die Basis einer cleanen Ernährung. Ergänzend dazu stehen auch Fleisch und Fisch aus artgerechter Tierhaltung auf dem Speiseplan. Dies ist jedoch kein Muss. Für Vegetarier und Veganer ist Clean Eating gleichermaßen interessant und empfehlenswert. Ich persönlich verzichte komplett auf Fleisch sowie weitestgehend auf tierische Milchprodukte und Soja. Dafür esse ich liebend gern Fisch.

Das Beste am Clean Eating ist: Du kannst so viel essen, bis du satt und glücklich bist. Clean Eating ist keine Diät für einen kurzen Zeitraum. Es geht nicht darum, Kalorien zu zählen oder Mahlzeiten zu canceln. Clean Eating ist ein langfristiges Ernährungskonzept – wenn du möchtest, für dein gesamtes Leben! Du darfst dich mit natürlichen, möglichst unverarbeiteten Lebensmitteln, die eine hohe Nährstoffdichte aufweisen und deinem Körper unheimlich guttun, richtig satt essen. Daher wird es dir an nichts fehlen! Verzichtet wird lediglich auf die ungesunden, leeren Nahrungsmittel, die eigentlich nicht einmal das Wort »Nahrung« verdient haben: Fast Food, Fertiggerichte, frittiertes Essen und die meisten industriell hergestellten Lebensmittel mit geringer Nährstoff-, aber gleichzeitig hoher Kaloriendichte enthalten sowieso viel zu viel Zucker und Salz sowie Transfette, Konservierungs- und Farbstoffe.

Dazu fällt mir immer wieder ein Gedankenexperiment ein: Stell dir vor, du pflanzt eine Kartoffel und einen Schokoriegel in die Erde und gießt beide über etwa ein Jahr. Aus der Kartoffel wird eine neue Pflanze wachsen, die dich später vielleicht sogar mit Kartoffeln versorgt. Der Schokoriegel wird im besten Fall zersetzt und ist nicht mehr aufzufinden. Wahrscheinlicher ist jedoch, dass du ihn nach einem Jahr noch fast genauso in der Erde liegen siehst, wie du ihn »eingepflanzt« hast. Durch Konservierungsstoffe zusammengehalten. Dass das kein guter Treibstoff für unseren Körper sein kann, ist unmittelbar verständlich.

»Oh nein! Darf ich nie wieder einen Schokoriegel essen?« Diese Frage geht dir jetzt bestimmt durch den Kopf. Meine Antwort darauf ist: »Doch!« Zum einen gibt es fantastische Rezepte, um leckere, cleane Schokoladenriegel selbst herzustellen. Eines findest du auch in diesem Buch. Zum anderen heißt Clean Eating für mich nicht: 100-prozentiges Maßhalten ohne jegliche Ausnahme. So gesund und natürlich wie möglich, so oft es geht – diese Devise halte ich für die bessere Einstellung. Auch ich habe ab und zu Lust auf einen normalen Schokoriegel oder eine Portion Pommes. Wenn das Verlangen danach wirklich groß ist, dann gönne ich mir diesen Riegel oder die Pommes ganz bewusst, genieße sie und kehre danach zum Clean Eating zurück. Wichtig ist nur: Pommes und Co. bleiben die Ausnahme auf meinem Speiseplan!

WAS MEINE OMA MIT CLEAN EATING ZU TUN HAT

Wenn wir beginnen, uns mit Clean Eating zu befassen, dann taucht erst einmal eine Frage in unserem Kopf auf: »Was ist an Clean Eating so neu?« Die ehrliche Antwort? »Nichts.« Clean Eating ist im Prinzip ein uraltes Ernährungskonzept. Meine Großmutter und ihre Ahnen haben sich möglicherweise cleaner ernährt als ich heute. Ganz ohne das bewusst anzustreben. Es war normal, Gemüse und Obst selbst anzubauen, Tiere artgerecht zu halten und ihre Milch, ihre Eier sowie ihr Fleisch zu essen. Jeden Tag wurde aus dem Garten das geerntet, was reif war, und in frischen Mahlzeiten zubereitet. »Bio«, »ohne Zuckerzusatz« oder »aus artgerechter Tierhaltung« war kein Label wert. Es war selbstverständlich, natürliche Lebensmittel ohne industrielle Verarbeitung zu essen. Dagegen waren künstliche Farbstoffe, Maltodextrose, Palmöl sowie Pestizide Fremdwörter in der damaligen Welt.

Michael Pollan – ein amerikanischer Journalist und Ernährungsexperte – hat es im Eingangszitat so wundervoll auf den Punkt gebracht. Noch einmal zur Erinnerung: »Iss nichts, was deine Großmutter nicht als Essen erkannt hätte.« Mit dieser Brille auf der Nase dürfen wir uns in unserer heutigen Zeit durch den Dschungel aus Lebensmitteln schlagen. Was für unsere Vorfahren völlig normal war, ist es heute schon lange nicht mehr. Beim Blick auf die Inhaltsstoffe einer normalen Margarine würde meine Oma schon fragend dreinschauen. Emulgatoren? Lecithine? Zitronensäure? Kaliumsorbat? Das klingt eher nach einem Chemielabor als nach einem Lebensmittel. Und Margarine ist keine Ausnahme. Geh einmal in den Supermarkt und schau dir ganz bewusst das Kleingedruckte bei den gewöhnlichen Lebensmitteln an, die du normalerweise kaufst. Dabei wirst du einige Male an meine Oma denken und wahrscheinlich ungläubig den Kopf schütteln.

So einfach das grundlegende Ernährungsprinzip des Clean Eating ist, so herausfordernd scheint seine Umsetzung in unserer Welt mit einer milliardenschweren Lebensmittelindustrie, Fast-Food-Läden an jeder Ecke und ungesunden Trenderscheinungen wie Bubble Tea, Cronuts und Co. zu sein. Gleichzeitig sind es viele Menschen durch das Überangebot an bequemen Möglichkeiten gewöhnt, ihr fertiges Essen einfach an der nächsten Ecke zu kaufen oder vom Lieferdienst bringen zu lassen. Daher denke ich, du wirst mir zustimmen: Clean Eating hat gerade in unserer heutigen Zeit mehr Relevanz als je zuvor.

BACK TO THE ROOTS – WARUM WIR UNS ALLE CLEAN ERNÄHREN SOLLTEN

Schon lange ist bekannt, dass unsere Ernährung ganz wesentlich mit unserer Gesundheit in Beziehung steht. Bereits Hippokrates postulierte: »Die Nahrung sollte unsere Medizin sein.« Vereinfacht gesagt: Ernähren wir uns von schlechten Nahrungsmitteln, wird sich das auf Dauer negativ auf unsere Gesundheit auswirken, und die Wahrscheinlichkeit für Erkrankungen unterschiedlichster Art steigt. Mit einer ausgewogenen, natürlichen Ernährung schaffen wir im Gegenzug die beste Basis für unsere lebenslange Gesundheit. Es gibt demnach zwei Seiten ein- und derselben Medaille:

Die eine Seite zeigt schockierende Fakten. Werfen wir nur einen Blick auf die vergangenen 15 Jahre, stoßen wir auf zahlreiche ungeheuerliche Lebensmittelskandale in Deutschland:

- **2001:** Stiftung Warentest findet heraus, dass verpackter Räucher- und Wildlachs häufig vor Ablauf des Mindesthaltbarkeitsdatums verdorben und gesundheitsschädlich ist.
- **2002:** In Deutschland wird das verbotene und krebserregende Unkrautvernichtungsmittel Nitrofen in Öko-Getreide nachgewiesen, das in die Nahrungskette gelangte.
- **2005/6:** Der Ekelfleisch-Skandal nimmt seinen Lauf in weiten Teilen Deutschlands. Im Fall eines Gelsenkirchener Fleischhändlers, der 390 Tonnen Gammelfleisch verkauft haben soll, erhebt die Staatsanwaltschaft Essen im August 2006 Anklage.
- **2008:** Die italienische Polizei warnt, dass Händler tonnenweise vergammelten Mozzarella aufbereitet und unter anderem nach Deutschland verkauft haben. In der Ware finden die Ermittler Eisenstücke, Würmer und Mäuseexkremente.
- **2011:** Ein Futtermittelhersteller in Norddeutschland verarbeitet dioxinbelastetes Futterfett. In Deutschland kommt verseuchtes Futter in die Mastanlagen von Schweine- und Hühnerzüchtern. Die zulässigen Grenzwerte für Dioxin, ein krebserregender Stoff, werden um das 80-Fache überschritten. Hühner werden massenweise geschlachtet.
- **2013:** Millionen Verbraucher ekeln sich über tonnenweise als Rindfleisch deklariertes Pferdefleisch in Lebensmitteln.

Dies ist nur ein kleiner Ausschnitt, doch macht er bereits eines deutlich: Wir können nicht mehr blind darauf vertrauen, dass die Lebensmittel, die wir kaufen, natürlich und frisch sind und unserem Körper guttun. Gammelfleisch, Wachstumshormone, Verunreinigungen und Pestizid-Belastungen sind an der Tagesordnung. Daher kommt es ganz wesentlich darauf an, dass wir mit Adleraugen auf die Qualität und Herkunft unserer Nahrungsmittel achten und lieber den einen oder anderen Cent mehr dafür ausgeben.

Hinzu kommt die Tatsache, dass in der Lebensmittelindustrie immer mehr künstliche Zusatzstoffe im Labor entwickelt und flächendeckend den Nahrungsmitteln zugesetzt werden, ohne dass die Langzeitwirkung auf unsere Gesundheit bekannt wäre. Das prominenteste Beispiel dafür ist der künstliche Süßstoff Aspartam (E 951), der seit rund 30 Jahren in kohlensäurehaltigen Getränken, Milchprodukten, Back- und Süßwaren, Kaugummi sowie Fertiggerichten zu finden ist. Wegen seiner ausgeprägten Süße bei gleichzeitig wenig Kalorien erfreute er sich lange großer Beliebtheit. Jedoch wurden in den letzten Jahren mehrere aufsehenerregende Studien veröffentlicht, die einen Zusammenhang zwischen Aspartamkonsum und Frühgeburten sowie Krebserkrankungen aufzeigten. Aspartam ist leider kein Einzelfall. Nach heutigem Stand sind rund 320 Zusatzstoffe kennzeichnungspflichtig.

Darunter befinden sich auch etliche Zusatzstoffe, deren gesundheitsschädigende Wirkung mittlerweile nachgewiesen wurde (beispielsweise Titaniumdioxid, Butylhydroxytuluol, Acesulfam-K und andere). Dennoch sind die meisten davon weiterhin in unseren Lebensmitteln enthalten. Kein Wunder also, dass viele der heutigen Zivilisationskrankheiten durch unsere Ernährung forciert werden. Fettleibigkeit, Gicht, Diabetes mellitus, Zöliakie, Lebensmittelallergien und verschiedenste Krebserkrankungen sind typische Vertreter unserer Zeit und beeinträchtigen das Leben von vielen Menschen. Kurz gesagt: Shit in, shit out!

All diese Fakten sind zunächst erschlagend, wenn wir anfangen, uns ausführlicher damit zu beschäftigen. Wir möchten am liebsten die Augen verschließen, um weiterhin mit gutem Gewissen die Lebensmittel zu kaufen, die wir schon immer gekauft haben. Doch die gute Nachricht ist: Es gibt auch eine andere Seite der Medaille. Diese Seite macht Mut und liefert uns ein zunehmend fundiertes Wissen darüber, welche natürlichen Nahrungsmittel sich in beeindruckender Weise positiv auf unseren Organismus auswirken und effektiv Krankheiten vorbeugen oder sogar eine Heilung begünstigen.

- Brokkoli ist reich an sekundären Pflanzenstoffen und wirkt Entzündungen sowie Krebs entgegen. Der Stoff Sulforaphan bremst das Krebswachstum und kann sogar Tumorzellen abtöten.
- Heidelbeeren halten durch sekundäre Pflanzenstoffe wie Anthocyane unsere Blutgefäße frei und beugen somit effektiv der Entstehung von Arteriosklerose vor, welche im fortgeschrittenen Stadium zu Thrombosen, Herzinfarkten und Schlaganfällen mit Todesfolge führen kann.
- Rote Bete enthält viel Betain, einen sekundären Pflanzenstoff, der die Funktion der Leberzellen stimuliert, die Gallenblase kräftigt und dabei hilft, die Gallengänge gesund und frei von Ablagerungen zu halten.
- Weintrauben und ihre sekundären Pflanzenstoffe können den pH-Wert unseres Urins senken – also basischer machen – und somit lindernd bei Gicht- und Rheumaschmerzen wirken.
- Der Verzehr von Brennnesselblättern stärkt massiv die körpereigenen Abwehrkräfte. Das oft am Wegesrand wild wachsende Kraut unterstützt die Vermehrung der T-Lymphozyten, fördert die Antikörperbildung und spornt Fresszellen zu erhöhter Aktivität an.

Das sind nur fünf Beispiele aus einer langen Liste an sogenannten Superfoods. Diverse wissenschaftliche Studien zu diesen natürlich vorkommenden Superhelden zeigen eindrucksvoll, dass scheinbar gegen jede Krankheit ein Kraut gewachsen ist. Wir müssen jedoch um deren Wirkung wissen und unsere Ernährung entsprechend anpassen.

Die meisten »Superfoods« sind pflanzlicher Natur, was uns eine rein vegane Ernährung mit hohem Rohkostanteil ans Herz zu legen scheint. Ich gebe zu, spätestens seit Veröffentlichung der »China Study«, in der die Zusammenhänge zwischen dem Verzehr von tierischen Produkten und dem Auftreten von schwerwiegenden Krankheiten wie Krebs, Diabetes mellitus Typ 1, Alzheimer, Osteoporose etc. untersucht wurden, sind die gesundheitsfördernden Aspekte einer veganen Ernährung wissenschaftlich sehr gut belegt.

Dennoch möchte ich mit meinen Ausführungen gar nicht darauf hinaus, dass sich jeder vegetarisch oder vegan ernähren sollte. Ein Veganer kann sich genauso schlecht ernähren wie ein Allesesser, wenn er die falschen Nahrungsmittel oder eine schlechte Qualität zu sich nimmt. Clean Eating geht einen anderen Weg. Es geht um den ganz bewussten Konsum natürlicher, frischer und unverarbeiteter Lebensmittel. Die Qualität unserer Nahrungsmittel steht beim Clean Eating mehr als alles andere im Fokus.

Frage dich daher täglich:
- Welche Lebensmittel möchte ich meinem Körper geben?
- Was tut mir gut?
- Woher stammt das Lebensmittel, das ich auf dem Teller habe?
- Welche Zutaten sind darin enthalten?
- Hat meine Großmutter es schon gekannt und gegessen?
- Welche Verarbeitungsschritte hat es durchlaufen?
- Wie kann ich eine cleane Alternative zubereiten?

Somit zeigen uns die beiden Seiten ein- und derselben Medaille ganz deutlich: Wir haben die Wahl. Wir können selbst entscheiden, ob wir weiterhin mit dem Strom schwimmen, unsere Gesundheit riskieren und – überspitzt gesagt – von einem Skandal in den nächsten schlittern wollen, weil wir blind das essen, was am Ende der Kette der Nahrungsmittelindustrie herauskommt. Oder aber wir entscheiden uns für ein Umdenken und nehmen ganz bewusst die Nahrung zu uns, die uns und unserem Körper guttut. Diese Wahl können wir jeden Tag treffen, mit jeder Mahlzeit, mit jedem Bissen.

Dabei spreche ich nicht von Perfektion, die bedeuten würde, dass wir jeden Supermarkt meiden und unsere Nahrung auf dem eigenen Bauernhof selbst anbauen. Es geht darum, bessere Nahrungsentscheidungen zu treffen, als wir es heute tun. In meinen Augen ist Clean Eating weniger ein neues Ernährungskonzept, als vielmehr ein neues Ernährungsbewusstsein basierend auf altbewährten Grundlagen und gepaart mit dem heutigen Wissen.

DIE VORZÜGE EINER CLEANEN ERNÄHRUNG

Was passiert, wenn du dich nach dem Clean-Eating-Konzept ernährst? Du fühlst dich einfach rundum besser und wohler in deiner Haut. So lautet die Kurzantwort. Doch eigentlich ist meine Antwort darauf viel ausführlicher. Mit Clean Eating verändert sich eine ganze Menge in deinem Leben. Ich freue mich jedes Mal, wenn ich von diesen positiven Veränderungen berichten darf, die ich selbst vor einigen Jahren genauso erlebt habe. Also lehn dich zurück und freu dich auf deinen Neustart!

Mehr Energie über den gesamten Tag

Wenn du beginnst, dich von natürlichen, frischen Lebensmitteln zu ernähren, wirst du gerade in den ersten Wochen einen unheimlichen Energieschub bemerken. Du spürst mit jeder Mahlzeit, dass sie dir neue, konstante Energie gibt und deinem Körper guttut. Das Clean-Eating-Konzept ist so ausgelegt, dass der Blutzuckerspiegel über den Tag gesehen relativ konstant bleibt. Dieser Effekt wird durch den hohen Gehalt an komplexen, langkettigen Kohlenhydraten sowie Ballaststoffen herbeigeführt. Ich empfinde das als Segen, denn so bleiben das typische Nachmittagstief oder die Heißhungerattacken aus. Clean essen bedeutet, dass du deinem Körper Lebensmittel zum Verarbeiten gibst, die ihn nicht nur für 30 Minuten mit Energie versorgen wie etwa ein Schokoriegel oder ein Weißmehltoast mit einem hohen Gehalt an Einfachzucker, sondern dir bis zur nächsten Mahlzeit ausreichend Energie schenken.

Mehr Wachheit am Morgen

Ebenfalls ein Geschenk des Clean Eating ist die Wachheit am Morgen. Seit ich mich clean ernähre und ausreichend Flüssigkeit zu mir nehme, fühle ich mich fast jeden Morgen ausgeruht, klar und energievoll. Auch ohne Koffein-Kick direkt nach dem Aufstehen. Selbst ein morgendliches Workout oder eine Laufeinheit funktionieren mit einer cleanen Ernährung besser. Kein Wunder, der Körper hat sehr guten Treibstoff zur Verfügung! Ebenso habe ich den Eindruck, dass mein Körper auch Phasen mit weniger Schlaf verzeiht, ohne gleich mit bleierner Müdigkeit für den ganzen Tag zu streiken. Natürlich sollte ausreichend Schlaf die Regel sein, aber selbst in hektischen Phasen fühle ich mich mit Clean Eating ausgeruhter und wacher, als es früher der Fall war.

Mehr Konzentration im Alltag

Mit einer abwechslungsreichen, natürlichen Ernährung liefern wir auch unserem Gehirn gesunde »Nervennahrung«. Spinat, Nüsse, Hülsenfrüchte, Haferflocken und Co. enthalten viel Magnesium, Kalium und B-Vitamine, die für unser Gehirn und unser Nervensystem absolut notwendig sind. Außerdem wird unser Verdauungssystem nicht mehr durch schwer verdauliche Kost belastet, wegen der früher ein Großteil unserer Energie für die Verdauungsarbeit benötigt wurde. Vielmehr steht uns mit Clean Eating permanent Energie für unseren Alltag und unseren Job zur Verfügung, was sich natürlich positiv auf unsere Konzentration und Leistungsfähigkeit auswirkt.

Satt und glücklich

Eine cleane Ernährung ist reich an komplexen Kohlenhydraten und Ballaststoffen. Das macht uns über Stunden satt und zufrieden, sodass wir ohne Magengrummeln und schlechte Laune unterwegs sind. Wenn du dich überwiegend clean ernährst, fühlst du dich den ganzen Tag über angenehm gesättigt. So fällt es dir übrigens auch viel leichter, den Süßigkeiten im Büro oder der Chipstüte am Abend zu widerstehen.

Überflüssige Pfunde verlieren

Die Frage der Fragen lautet oft: Kann ich mit Clean Eating abnehmen? Clean Eating ist keine Diät und dennoch wird es dich langfristig zu deinem Wohlfühlgewicht führen, wenn du dich an die Regeln hältst. Die Gründe liegen auf der Hand: Du gibst deinem Körper genau die Nährstoffe, die er für sämtliche Stoffwechselprozesse benötigt – nicht mehr und nicht weniger. Außerdem isst du nur so viel, bis sich dein natürliches Sättigungsgefühl meldet und »Stopp« sagt.

Je nachdem, wie gut oder schlecht du bisher gegessen hast, benötigt dein Körper eine gewisse Eingewöhnungszeit, bis er die vielen guten Nahrungsmittel optimal verwerten kann. Und auch du entwickelst erst mit der Zeit ein Gespür dafür, wann du wirklich satt bist und mit dem Essen aufhören solltest. Doch wirst du dann definitiv einen positiven Effekt auf deiner Waage bemerken, wenn du etwas zu viel wiegst oder sogar übergewichtig bist. Viele meiner Blogleser, die unter Gewichtsproblemen litten und ihre Ernährung auf Clean Eating umgestellt haben, berichteten gerade in den ersten Wochen von erfreulichen Gewichtsverlusten, die sie näher an ihr Wunschgewicht brachten. Wenn das nicht Motivation genug ist, um mit Clean Eating am Ball zu bleiben!

Obwohl also Clean Eating zum langfristigen, gesunden Abnehmen geeignet ist, bin ich bei Aussagen zu diesem Thema vorsichtig. Besonders junge Frauen fühlen sich oft zu dick, obwohl sie es gar nicht sind. Clean Eating kann diesbezüglich leider schnell missverstanden werden. Gesund und natürlich essen heißt nicht »wenig essen«. Der Grundgedanke des Clean Eating ist, unserem Körper ausreichend gute Nahrungsmittel zu geben, sodass er optimal versorgt ist. Clean Eating sollte nicht dazu missbraucht werden, um in einem ungesunden Maß abzunehmen und dem Ganzen auch noch den Stempel »gesund leben« aufzudrücken!

Besserer Stoffwechsel

Klassische Diäten mit »Dinner Cancelling«, Kalorienreduktion und einseitiger Nährstoffversorgung signalisieren unserem Körper permanent, dass er nicht genug Nahrung in der benötigten Vielfalt bekommt und besser auf Sparflamme schalten sollte, um in diesen Zeiten der Knappheit keine Energie zu »verschwenden«. Es ist nicht verwunderlich, dass sich unser Stoffwechsel mit der Zeit verlangsamt und sogar ein Teil unserer Muskelmasse zur Energiegewinnung abgebaut wird.

Clean Eating ist das Gegenteil. Unser Stoffwechsel verbessert sich spürbar – von der Nahrungsaufnahme über die Verdauung bis zur Ausscheidung. Denn wir geben unserem Körper ganz einfach die Art und Menge an Nahrung, die er optimal verwerten kann. Obwohl wir beim Clean Eating häufiger und sogar mehr essen als zuvor – so war es zumindest bei mir –, fühlen wir uns dennoch wohl in unserem Körper und verlieren je nach Ausgangslage sogar noch überflüssige Pfunde. Wir fühlen uns nicht mehr überfressen, haben keinen Blähbauch mehr, erleiden aber gleichzeitig keine Heißhungerattacken und können uns über eine regelmäßige, gesunde Verdauung freuen. Wenn unser Stoffwechsel auf Hochtouren arbeitet, profitieren wir auf ganzer Linie davon.

Der Boost für dein Immunsystem

Ich war früher häufig erkältet und einige Tage im Jahr völlig außer Gefecht gesetzt. Übertrieben gesagt: im Büro kurz die Türklinke angefasst und schon einen Schnupfen geholt. Kennst du das auch? Dann ist dein Immunsystem wahrscheinlich ebenfalls geschwächt und kann Bakterien und Viren nur schwer abwehren. Seit ich mich clean ernähre und mir jeden Tag Zeit an der frischen Luft gönne, bin ich nur noch äußerst selten krank. Wenn sich dennoch mal Halsschmerzen ankündigen, trinke ich schnell eine große Tasse frischen Ingwer-Zitronen-Tee, und die Erkältung bleibt fern. Clean Eating sorgt für einen guten Schutz von innen heraus. Vitaminreiche und antibakteriell wirkende Nahrungsmittel wie Äpfel, Heidelbeeren, Orangen, Tomaten, Ingwer, Pfefferminze etc. stehen standardmäßig auf meinem Speiseplan und stärken das ganze Jahr über mein Immunsystem.

Strahlenderes Erscheinungsbild

Diesen Effekt stellen meist andere Menschen bei uns fest, wenn wir uns schon eine Weile nach dem Clean-Eating-Konzept ernähren. Vielleicht wirst auch du von einer Person in deinem Umfeld angesprochen: »Sag mal, was hast du gemacht? Deine Haut ist so rein, deine Haare glänzen und du strahlst von innen heraus. Den Namen dieser Wunderpille musst du mir verraten!« Die Wunderpille heißt Clean Eating! Bereits nach einigen Wochen wird sich auch dein Erscheinungsbild positiv verändern. Meine Haut wurde viel reiner. Kleine Pickel oder trockene Stellen verschwanden. Und mein Teint wirkt selbst im Winter frischer und rosiger. Doch das ist keine Magie! Die gute Nahrung, die wir zu uns nehmen, wird ganz einfach in einem tollen Erscheinungsbild sichtbar. Sozusagen das Aushängeschild des Clean Eating!

Wertschätzung für dich

Und nicht zuletzt ist einer der schönsten Effekte des Clean Eating das gute Gefühl, das wir uns selbst dabei geben. Gute Nahrung bedeutet Wertschätzung uns selbst und unserem Körper gegenüber. Wir sollten uns immer wieder bewusst machen: Unser Körper ist auf die Nahrung angewiesen, die wir ihm zuführen. Er kann nur damit arbeiten. Ich finde es wundervoll zu erleben, wie viel besser es meinem Körper mit frischer, natürlicher, abwechslungsreicher Kost geht. Dieses Aufblühen von innen heraus, diese konstante Energie und Wachheit, die verbesserte Verdauung und all die anderen positiven Effekte – genau dahin führt uns eine cleane Ernährung! Ich denke, wir sollten mit der gleichen Selbstverständlichkeit, mit der wir Geld für Kleidung, Urlaub etc. ausgeben, auch unserem Körper einen gewissen »Ernährungsluxus« gönnen. Ich geize daher niemals an meiner Ernährung!

MEINE SIEBEN EINFACHEN CLEAN-EATING-REGELN

Anders als viele andere Ernährungskonzepte ist Clean Eating sehr frei in seiner Ausgestaltung. Es geht nicht darum, bei unserem täglichen Essen auf möglichst wenig Kalorien, wenig Punkte, wenig Fett, wenig Kohlenhydrate oder Ähnliches zu achten. Clean Eating ist kein Verzicht! Du wirst häufiger und vielleicht sogar mehr essen als zuvor, aber du wirst dich anders ernähren. Dabei helfen dir die Clean-Eating-Regeln.

Tosca Reno hat fünf Grundregeln entwickelt und als Leitlinien des Clean Eating aufgestellt. Sie bieten eine gute Orientierung. Dennoch habe ich auf meiner Clean-Eating-Reise festgestellt: Es funktioniert am allerbesten, wenn wir Stück für Stück unsere eigenen Regeln aufstellen und diese gelegentlich überdenken. Regeln sollten niemals starr und unveränderlich sein. Sie sollten zu dir und deinem Lebensstil passen und sich mit dir weiterentwickeln.

- Wenn du beruflich viel auf Reisen bist, brauchst du andere Regeln als jemand, der im Homeoffice arbeitet und täglich in der eigenen Küche kochen kann.
- Vielleicht hast du auch vor, deinen ersten Marathon zu laufen und benötigst in der Trainingsvorbereitung deutlich mehr Energie als bei einem niedrigen Sportpensum. Auch hierauf musst du reagieren.

- Oder du kannst dich partout nicht mit deiner ersten Mahlzeit morgens um 7:00 Uhr vor der Arbeit anfreunden. Dann bereite dir lieber ein Frühstück für unterwegs zu, statt dir die erste Mahlzeit herunterzuquälen.

Die wichtigste Regel ist, dass es dir mit deiner Ernährung gut geht. Clean Eating soll Spaß machen, und das tut es auch zu 100 Prozent, wenn du anhand der Leitlinien deine eigenen Regeln kreierst. Ich habe meine sieben persönlichen Clean-Eating-Regeln aufgestellt, nach denen ich mich ernähre. Sie sind leicht zu verstehen, schnell zu merken und einfach umzusetzen.

Regel 1: Iss fünf Mahlzeiten über den Tag verteilt!

Die größte Umstellung beim Clean Eating besteht für viele darin, dass sie ab sofort häufiger essen. Wir sind es gewohnt, eher drei große Mahlzeiten statt fünf kleinere Mahlzeiten über den Tag verteilt zu uns zu nehmen. Die Wissenschaft streitet sich regelmäßig in Diskussionen darum, was besser ist. Ich selbst habe die Vorzüge von fünf kleineren Mahlzeiten bzw. drei Mahlzeiten und zwei Snacks enorm zu schätzen gelernt.

Morgens beginne ich mit einem leckeren Frühstück. Meist ist das ein Oatmeal mit Haferflocken, frischem Obst, Chiasamen und Nüssen, dazu eine Tasse Grüntee und ein Glas grüner Smoothie. Vormittags esse ich einen kleinen Snack wie beispielsweise einen Apfel und Nüsse oder ein Vollkornbrot mit Quark und Gurke. Das Mittagessen besteht bei mir häufig aus einem großen Salat mit allem Drum und Dran: verschiedene Blattsalate, geraspelte Möhre, Gurke, Schafskäse, Sprossen, Leinsamen, frische Beeren, Olivenöl und einiges mehr. Am Nachmittag gönne ich mir wieder einen Snack. Eine tolle Idee sind hierfür selbst gemachte Energieriegel. Abends wird bei mir frisch gekocht. Spiegeleier mit Bratkartoffeln und frischem Spinat, ein buntes Curry mit Naturreis oder eine Vollkornpasta mit mediterranem Gemüse sind ein schnell zubereitetes Abendessen.

Hieraus ergibt sich ein typischer Tagesablauf, bei dem ich etwa alle drei Stunden etwas zu mir nehme. Drei größere Mahlzeiten am Morgen, Mittag und Abend sowie zwei kleinere Snacks zwischendurch. Ich hoffe, du kannst dir spätestens jetzt vorstellen, dass ich wirklich rund um die Uhr gut gesättigt bin und keinerlei Hunger leide.

Ein Hinweis noch zum Frühstück: Ich bin ein großer Frühstücksfan und kann mir kaum vorstellen, mein Frühstück freiwillig ausfallen zu lassen. Es gibt jedoch Menschen, die lieber eine halbe Stunde länger schlafen und auf ihr Frühstück verzichten. Lange Zeit galt das Frühstück als die wichtigste Mahlzeit des Tages und ich persönlich empfinde es genauso, da es für mich den Grundstein für den ganzen Tag legt. Neueste Untersuchungen eines Forscherteams der Universität Alabama zeigen jedoch keinen Unterschied in der Wichtigkeit des Frühstücks im Vergleich zu anderen Mahlzeiten des Tages. Wer morgens noch nichts essen mag und keinen Appetit hat, sollte sich nicht zwingen, sondern lieber etwas später mit einem größeren Vormittagssnack starten.

Regel 2: Höre auf dein natürliches Sättigungsgefühl!

Eine der häufigsten Fragen, die mich über meinen Blog erreichen, ist diese: Wie groß dürfen die Mahlzeiten beim Clean Eating sein? Die meisten haben gerade am Anfang Angst, ihre Mahlzeiten zu groß zu wählen und über den Tag zu viel zu essen. Eine generelle Antwort auf die Frage ist schwierig bzw. ich bin der Meinung, sie ist sogar verkehrt. Wenn du ein zwei Meter großer Mann bist, einen muskulösen Körper hast und im Marathontraining stehst, werden deine optimalen Mahlzeiten mit Sicherheit andere Größen haben, als wenn du wie ich eine zarte, schlanke Frau von 1,60 Meter Größe und 50 Kilogramm Körpergewicht bist. Portionsgrößen sind individuell. Es gibt jedoch eine Regel, die für alle gilt: Höre bei jeder Mahlzeit auf dein natürliches Sättigungsgefühl! Wenn du satt bist, bist du satt und isst nicht noch aus Höflichkeit auf, damit morgen die Sonne scheint. Diese Regel ist so wichtig, dass ich im Kapitel »Dich mit Clean Eating dankbar und bewusst ernähren« noch ausführlicher darauf eingehen werde, denn genau dieses natürliche Sättigungsgefühl haben die meisten von uns verlernt und müssen es sich erst wieder aneignen.

Regel 3: Setze deine Mahlzeiten aus komplexen Kohlenhydraten, Ballaststoffen, hochwertigen Eiweißquellen und gesunden Fetten zusammen!

Im Clean Eating sind wir sehr frei im Zusammenstellen und Kochen unserer Mahlzeiten. Es gibt jedoch eine Regel, an der ich mich bei fast jeder cleanen Mahlzeit orientiere: Ich setze sie möglichst aus komplexen Kohlenhydraten, Ballaststoffen, hochwertigen Eiweißquellen und gesunden Fetten zusammen. Komplexe Kohlenhydrate besitzen eine komplexe Molekülstruktur und dementsprechend dauert es länger, bis unser Organismus die Kohlenhydrate in die für ihn verwertbare Glukose zerlegt hat. Dadurch erfolgt die Abgabe der Glukose in das Blut langsam, aber gleichmäßig, sodass der Blutzuckerspiegel über längere Zeit nach der Mahlzeit konstant bleibt. Das schnelle Auf und Ab des Blutzuckerspiegels – wie es beim Verzehr von einfachen Kohlenhydraten häufig der Fall ist – wird vermieden. Komplexe Kohlenhydrate sind beispielsweise enthalten in Vollkornreis, Kartoffeln, Süßkartoffeln, Vollkornnudeln, Brot oder Brötchen aus echtem Vollkornmehl, Quinoa, Emmer, Urkorn, Bananen, Linsen, Bohnen und einigem mehr.

Ballaststoffe sind ebenfalls Kohlenhydrate, die jedoch vom Körper nicht verwertet werden können. Dennoch sind sie wichtig, da sie für eine lang anhaltende Sättigung sorgen und unsere Verdauung positiv beeinflussen. Gute Ballaststoffquellen sind unter anderem Leinsamen, Chiasamen, Weizenkleie, Trockenfrüchte, Schwarzbrot aus Vollkorn, Bohnen und Nussmehl.

Hochwertige Eiweißquellen sind bekanntermaßen eher tierischer Natur, können aber genauso gut pflanzlichen Ursprungs sein. So sind die meisten Hülsenfrüchte hervorragende Proteinlieferanten. Hochwertige Eiweißquellen sind vor allem Fische wie Lachs oder Thunfisch, Quark, Naturjoghurt, Hüttenkäse, Bohnen, Linsen, Eier sowie Rind- und Geflügelfleisch aus artgerechter Tierhaltung. Achte besonders beim Fleisch auf Herkunft, Qualität und Verarbeitung!

Gesunde Fette bestehen überwiegend aus einfach oder besser noch mehrfach ungesättigten Fettsäuren wie beispielsweise den essenziellen Omega-3-Fettsäuren und den Omega-6-Fettsäuren. Sie sind enthalten in fettreichem Fisch wie Makrele, Lachs, Thunfisch etc., aber natürlich auch in guten Ölsorten wie Raps-, Walnuss-, Distel- oder Leinöl. Auch Nüsse schätze ich als gesunde Fettquelle. Daher stehen bei mir Mandeln, Walnüsse, Kerne und Nussmus hoch im Kurs. Ebenfalls zu empfehlen sind reife Avocados. Ihr Fett gilt als eines der gesündesten Fette, da es äußerst reich an einfach ungesättigten Fettsäuren ist.

Wenn ich zu Hause koche, einen Salat zubereite oder Snacks zusammenstelle, achte ich darauf, dass diese vier Nährstoffgruppen möglichst in jeder Mahlzeit enthalten sind. Sie sind ein guter Anhaltspunkt, um auch ohne Rezepte selbstständig eine vollwertige Mahlzeit zu kreieren. Außerdem kannst du dir bei dieser Kombination sehr sicher sein, dass deine Mahlzeit dich lange satt hält und dir genügend Energie für die nächsten Stunden liefert.

Regel 4: Iss Blattsalate, Obst und Gemüse in ihrer ganzen Vielfalt!
Wie schon gesagt – Clean Eating muss keine rein vegetarische, vegane oder sogar rohköstliche Ernährung sein, wenn du es nicht möchtest. Ich verzichte auf Fleisch und weitgehend auf Tiermilchprodukte zugunsten eines hohen Salat-, Gemüse- und Obstanteils, weil mir das sehr gut bekommt. Die meisten Blattsalate, Obst- und Gemüsesorten weisen einen sehr hohen, breit gefächerten Vitamin- und Mineralstoffgehalt auf, den wir unserem Körper zuführen. Ebenso sind die sekundären Pflanzenstoffe für unsere Gesundheit von immenser Bedeutung. Mehrere Tausend verschiedene sekundäre Pflanzenstoffe wurden bereits in unserer Nahrung entdeckt, darunter sind Carotinoide und Flavonoide die bekanntesten Vertreter. Die Funktionen der sekundären Pflanzenstoffe sind sehr unterschiedlich und wirken sich auch in unserem Körper auf verschiedene Weise aus. Viele davon sind antioxidativ, krebsvorbeugend, entzündungshemmend, antiviral, blutdrucksenkend oder verdauungsfördernd. Ähnliche gesundheitsfördernde Eigenschaften besitzt

der grüne Pflanzenfarbstoff Chlorophyll, der beispielsweise bei der Reinigung unseres Blutes eine entscheidende Rolle spielt. In jeder Obst- und Gemüseart findet sich eine andere Zusammensetzung dieser bioaktiven Helfer. Daher ist ein bunter Mix an Obst, Gemüse und Blattsalaten die beste Wahl für unsere tägliche gesunde Ernährung.

Es ist wirklich einfach, viel Grünzeug, Gemüse und Obst in die Ernährung zu integrieren. Auf meinem Speiseplan steht fast täglich ein großer gemischter Salat. Genauso oft wähle ich frisches Obst und Gemüse als Snack aus oder koche abends eine bunte Gemüsepfanne. Doch die für mich tollste Art, Blattsalate, Obst und Gemüse in großen und gut verdaulichen Mengen zu sich zu nehmen, sind grüne Smoothies. Im Mixer werden die frischen Zutaten fein püriert und können von unserem Körper ganz einfach aufgenommen werden. In meiner täglichen Ernährung spielen grüne Smoothies schon jahrelang eine unverzichtbare Rolle. Daher schauen wir uns die grünen Smoothies im Kapitel »Die Möglichkeiten des Clean Eating entdecken« noch einmal genauer an.

Regel 5: Trinke täglich zwei bis drei Liter Wasser!

Neben dem gesunden Essen gehört auch das ausreichende Trinken von hochwertiger Flüssigkeit zum Clean Eating. Dabei dürfen es über den Tag verteilt zwei bis drei Liter sein. Natürliches Quellwasser bzw. stilles Mineralwasser sind die besten Durstlöscher. Der Mineralstoffanteil muss gar nicht hoch sein, da wir mit ausreichenden Mineralstoffen über unsere feste, cleane Nahrung versorgt werden. Das Wasser sollte nur möglichst rein sein. Von Leitungswasser nehme ich mittlerweile Abstand, denn obwohl die Qualität des Wassers an sich nachgewiesenermaßen gut ist, ist es kein Naturprodukt wie reines Mineralwasser, sondern stammt aus gereinigtem Oberflächen- oder Grundwasser. Dazu kommt, dass es fast überall durch uralte, teilweise rostige Leitungen fließt, die das Leitungswasser verunreinigen können.

Eine Alternative zu Wasser als Hauptgetränk sind Kräutertees, die ich auch mit stillem Mineralwasser zubereite. Grüner Tee steht bei mir ebenfalls auf dem Programm. Eine kleine Kanne täglich schmeckt köstlich und macht wunderbar wach. In meinen Augen ist Grüntee die ideale Alternative zu Kaffee. Während das Koffein im Kaffee nur für einen Kurzzeiteffekt in puncto Wachheit sorgt, wirkt das Tein im grünen Tee langsamer, aber dafür anhaltender. Ich bevorzuge daher grünen Tee, genieße aber auch einmal am Tag meinen Espresso – natürlich ohne Zucker.

Saftschorlen trinke ich nur in geringen Mengen. Zuckersüße Softdrinks, Eistees, Limonaden oder Energydrinks sollten vermieden werden. Ihr Gehalt an Zucker oder anderen

Süßungsmitteln, künstlichen Farbstoffen und Aromen ist extrem hoch. Ebenso solltest du weitgehend auf Alkohol verzichten, da er nicht zu einer cleanen Ernährung passt. Aber auch ich erfreue mich ab und zu an einem Glas Rotwein.

Regel 6: Lies die Zutatenliste: Lebensmittel mit künstlichen Inhaltsstoffen gehören nicht auf deinen Speiseplan!

Wenn du dich zu 100 Prozent clean ernähren möchtest, solltest du auf industriell hergestellte Lebensmittel mit Konservierungsstoffen, Zuckerzusätzen, künstlichen Aromen etc. komplett verzichten. Das ist aber gar nicht so einfach! Vieles ist allein durch den Prozess des Haltbarmachens chemisch behandelt worden (Milch, Obst, Käse, Joghurt etc.) oder durch die Art des Produkts von einer industriellen Weiterverarbeitung betroffen (Nudeln, Brot etc.). Mir hilft beim Einkaufen und Auswählen meiner Lebensmittel immer ein sorgfältiger Blick auf die Liste der Inhaltsstoffe auf der Verpackung. Zwei einfache Anhaltspunkte kannst du dir hierzu merken:

- Alle Fremdwörter sind ein sicherer Hinweis auf Chemie aus dem Labor. Natürlich vorkommende Lebensmittel wie Pflanzen tragen – wenn überhaupt – lateinische Namen, aber sie werden nicht mit Begriffen wie E 621 bezeichnet und enthalten keine Farb- und Konservierungsstoffe.
- Listen mit mehr als sechs Inhaltsstoffen sollten kritisch geprüft werden. Je länger die Liste erscheint, desto unnatürlicher ist meist das Lebensmittel.

Bei deinem nächsten Gang durch den Supermarkt wirst du vielleicht verzweifelt feststellen, wie viele Lebensmittel betroffen sind, und dich fragen, was du überhaupt noch essen kannst. Doch auch hier kann ich dir versichern: Clean Eating ist kein Verzicht. Es geht lediglich um ein Umdenken, ein »Back to the roots«.

Wieso muss es die Kartoffel-Creme-Suppe aus dem Fertiggerichte-Regal sein? Koch dir doch lieber aus erntefrischen Kartoffeln, Zwiebeln, Gemüsebrühe, etwas Milch, Salz, Pfeffer und Gewürzen oder Kräutern eine cleane Kartoffel-Creme-Suppe! Sie schmeckt garantiert viel aromatischer und echter als ihre Tütensuppen-Schwester.

Regel 7: Verzichte auf Fertiggerichte, Fast Food, Junkfood und Frittiertes!

Natürlich muss es manchmal schnell gehen – auch beim Essen. Doch der häufige Griff zu Fast Food und Co. ist ein Verbrechen an unserer Gesundheit. Nicht nur, dass bei diesen Produkten die Qualität von Fleisch, Fisch und Gemüse oft äußerst minderwertig ist, durch die industrielle Herstellung, Verarbeitung und letztendlich auch Zubereitung gehen eine Vielzahl der gesunden Inhaltsstoffe verloren. Gleichzeitig sind die meisten Fast Foods dieser Welt voller Weißmehl, Industriezucker, Salz und gehärteter Fette – sogenannter Transfette. Diese Inhaltsstoffe sind Geschmacksträger und schmeicheln dem Gaumen, doch sollten wir uns bewusst machen, dass ihr regelmäßiger Verzehr einer der Hauptgründe für typische Zivilisationskrankheiten wie Übergewicht, Herz-Kreislauf-Erkrankungen und Diabetes sein kann. Daher sollten wir möglichst darauf verzichten, selbst wenn die Zeit für die Zubereitung einer frischen Mahlzeit gerade knapp ist. Ich stelle immer wieder fest, wie schnell und ohne großen Einkaufsstress leckere cleane Gerichte gezaubert werden können. In weniger als 30 Minuten sind Vollkornnudeln mit Gemüse und einer selbst gemachten Tomatensoße gekocht. Ein großer bunter Salat mit einem einfachen Olivenöl-Zitronen-Dressing ist sogar in der Hälfte der Zeit angerichtet. Das wirst du im Kapitel »In der Clean-Eating-Küche zaubern« bei meinen Lieblingsrezepten sehen.

Nach diesen sieben Clean-Eating-Regeln richte ich täglich meine Ernährung aus. Sie helfen mir beim Einkaufen, bei der Zubereitung von Mahlzeiten, im Restaurant oder unterwegs. Natürlich bin ich auch nur ein Mensch und keine Maschine, die jede Regel immer perfekt umsetzt. In meinen Augen sind Regeln dazu da, ab und an gebrochen zu werden. Das ist völlig in Ordnung, wenn du danach zum Clean Eating zurückkehrst. So ist das Leben und so macht es Spaß!

YOGISCHE INSPIRATIONEN FÜR DEINE CLEANE ERNÄHRUNG

Ich ernähre mich nicht nur seit einigen Jahren clean, sondern beschäftige mich ebenso lange und intensiv mit der umfassenden Yogaphilosophie, die all unsere Lebensbereiche einbezieht. Dabei finde ich es immer wieder spannend, wie viele Parallelen es zwischen dieser uralten Weisheit und unserem modernen Leben gibt. Auch über eine gesunde, yogische Ernährung konnte ich einiges während meiner Yoga-Ausbildung lernen, welches das Clean-Eating-Konzept bestätigt und ergänzt.

Obwohl die meisten Menschen bei uns ihren Weg zum Yoga über Kurse und das Üben von Asanas finden, ist die Ernährung im Yoga seit Jahrtausenden von großer Bedeutung. Bereits in den ältesten Schriften indischer Tradition finden wir hinreichende Belege darüber, wie wichtig die richtige Ernährung für den Yogapraktizierenden ist. Die Upanishaden betonen, dass unser physischer Körper ein Geschenk Gottes ist und dementsprechend behandelt werden sollte. Nur wenn wir gut für ihn sorgen, wird es uns »nie an den Annehmlichkeiten des Lebens fehlen«, die nötig sind, um den spirituellen Weg zu beschreiten.

Auch im moderneren Hatha-Yoga zählt die Ernährung als eine der fünf Säulen des Yoga und findet sich in der Pradipika wieder. Das verbreitete Bewusstsein für eine gute Ernährung sowie die Ernährungsempfehlungen aus dem Yoga haben immer noch ihre Gültigkeit. So soll eine yogische Ernährung im Wesentlichen fünf Bedingungen erfüllen:

- Unsere Nahrung dient dazu, unsere Lebensenergie (Prana) zu erhöhen. In einigen Nahrungsmitteln steckt mehr und in anderen weniger Prana.
- Sie ist gesund, macht friedlich und wirkt sich positiv auf die geistige Wachheit aus.
- Sie entspricht den Grundprinzipien des Yoga – besonders dem Prinzip der Gewaltlosigkeit (Ahimsa) – und ist daher vegetarisch ausgelegt.
- Sie wird mit einer harmonischen inneren Haltung zubereitet und gegessen. Die Entspannung beim Essen wirkt sich positiv auf unseren Geist aus.
- Yogische Nahrung ist gut verdaulich, damit unser Geist während der Meditation und Asana-Praxis nicht durch eine übermäßig schwere Verdauungsarbeit abgelenkt ist.

Weiterhin besagt die Philosophie des Yoga, dass unsere Welt aus drei wesentlichen Qualitäten besteht – den drei Gunas, die es uns ermöglichen, die Natur in all ihren Formen zu beschreiben. Die drei Gunas nennen sich:

- Rajas (Aktivität, Bewegung)
- Tamas (Trägheit, Dunkelheit)
- Sattva (Leichtigkeit, Harmonie, Reinheit)

Diese drei Qualitäten sind in unterschiedlichem Maß in allem vorhanden – in uns selbst wie auch in unserer Nahrung. Daher kann jedes Nahrungsmittel in eine der drei Gruppen eingeteilt werden. Auch hierbei entdeckte ich erstaunliche Parallelen zum Clean Eating.

Rajasige Nahrung macht unseren Geist unruhig und führt zu Nervosität. Zu dieser Gruppe gehören besonders Industriezucker, Kaffee und Weißmehlprodukte. Lebensmittel dieser Gruppe sollten nach Empfehlung auf ein Minimum reduziert werden. Zu schnelles, unachtsames Essen ist ebenfalls rajasig.

Tamasige Nahrung entzieht unserem Körper Energie und führt zu Trägheit. Faule, unreife oder überreife Lebensmittel wie zu lange gelagertes Obst und Gemüse, aber auch Fleisch, Fisch, Knoblauch und Alkohol gehören in diese Gruppe. Es wird empfohlen, komplett auf diese Nahrungsmittel zu verzichten. Gleichermaßen wird übermäßiges Essen als tamasig bezeichnet.

Die einzige vollkommen gesunde Nahrung ist die sattvige. Sie ist nährstoffreich, leicht verdaulich und gibt Energie und Klarheit für den Geist. Es handelt sich dabei um frisches Obst, Gemüse, Trockenobst, Salate, Linsen, Naturjoghurt, Milch, frische Butter, Weizen, Roggen, Gerste, Haselnüsse, Mandeln, Vollkornreis und Honig. Die sattvigen Lebensmittel sollten natürlich qualitativ hochwertig sein. So fördern sie Gesundheit und Wohlbefinden, was wiederum dem Geist und der Seele zugutekommt. Was im Yoga unter den sattvigen Nahrungsmitteln zusammengefasst wird, entspricht im Clean Eating weitestgehend den natürlichen, frischen und unverarbeiteten Lebensmitteln.

Aus der Gruppe der sattvigen Lebensmittel dürfen sich alle Yogis reichlich bedienen. Gleichzeitig werden wir aufgefordert herauszufinden, was uns persönlich am besten bekommt. Es heißt: Unser Instinkt wird uns helfen, die für uns richtigen Nahrungsmittel zu finden. Auch hierin sehen wir eine Parallele zum Clean-Eating-Konzept, wie ich es lebe: Es gibt klare Leitlinien im Yoga, welche Nahrung uns gut bekommt und welche unserer Gesundheit und unserem Geist schadet. Jedoch sind wir diejenigen, die unsere eigenen Ernährungsregeln aufstellen, damit wir gut für unseren Körper sorgen können und unsere Nahrung uns auf geistiger und seelischer Ebene beflügelt.

Ich kann den yogischen Ernährungsempfehlungen nach den drei Gunas jedenfalls sehr viel abgewinnen. Besonders wenn ich an die teilweise sehr anstrengenden Yoga-Ausbildungswochenenden denke, war ich immer heilfroh über meine selbst gepackten Lunchboxen gefüllt mit Energieriegeln, Obst, Salat, Nüssen und einigem mehr. Sie haben mir viel Kraft gegeben und mich gut gesättigt, ohne schwer im Magen zu liegen.

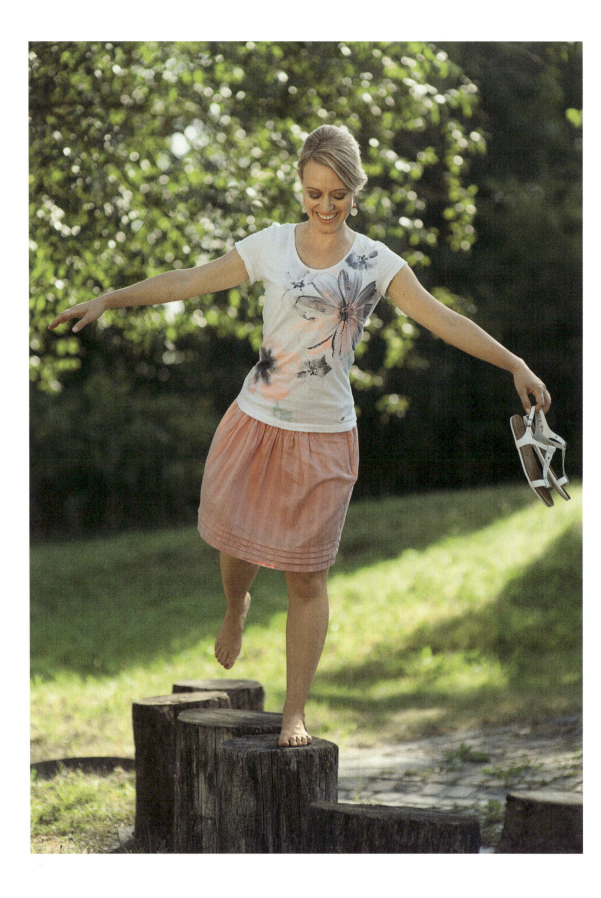

MIT CLEAN EATING BEGINNEN

»Und jedem Anfang wohnt
ein Zauber inne, der uns beschützt
und der uns hilft zu leben.«

Hermann Hesse

Viele Neueinsteiger sind – nachdem sie von den unzähligen Vorzügen des Clean Eating gehört haben – absolut begeistert von diesem einfachen, natürlichen Ernährungskonzept. Vielleicht geht es dir genauso und du möchtest am liebsten sofort loslegen. Doch vorab ist einiges zu überlegen: Wie kann ich Clean Eating in meinen Lebensalltag integrieren? Worauf achte ich beim Einkaufen? Und wie bleibe ich langfristig am Ball? Diese Fragen zum cleanen Beginn bekomme ich am häufigsten über meinen Blog gestellt. In diesem Kapitel schauen wir uns gemeinsam an, wie du mit fünf einfachen Schritten deine cleane Ernährung beginnst, welche Erfolgsfaktoren dir helfen, am Ball zu bleiben, und wie du später sogar deine eigenen Clean-Eating-Regeln gestaltest. Legen wir los!

CLEAN EATING BEGINNT IM KOPF

Deine Ernährung nach dem Clean-Eating-Konzept neu zu gestalten ist viel einfacher, als du vielleicht zunächst denkst. Natürlich gehen dir Fragen und Themen durch den Kopf, die dich verunsichern und deinen anfänglichen Enthusiasmus ein wenig trüben können. Das ist vollkommen normal. Mach dir bewusst: Jede Ernährungsumstellung – auch wenn sie so natürlich wie Clean Eating ist – ist zunächst einmal eine mehr oder weniger tief greifende Veränderung in unserem Leben. Wir verlassen ein Stück weit unsere persönliche Komfortzone, die vielleicht aus Nutellatoast zum Frühstück, einem bequemen Fast-Food-Mittagessen und einem klassischen Abendbrot aus Brot, Butter, Wurst, Käse und dem obligatorischen Salatblatt besteht.

Ja, dein Leben wird sich mit Clean Eating verändern. Du entscheidest dich für einen bewussteren Umgang mit deiner Ernährung und dafür sind vielschichtige Änderungen nötig. Du wirst möglicherweise bequeme Essensroutinen verlassen, deine Einkäufe überdenken, andere Bezugsquellen suchen, bestimmte Lebensmittel vermeiden und neue Nahrungsmittel in dein Leben holen. Das gefällt unserem Kopf, der gelernte Routinen liebt, überhaupt nicht. Doch wie in vielen Dingen des Lebens solltest du – im wahrsten Sinne des Wortes – auf deinen Bauch hören. Du hast aus einem bestimmten Grund dieses Buch gekauft und ich bin mir sicher, dass du beim Lesen bereits den einen oder anderen inspirierenden Impuls erhalten hast. Achte genau darauf, denn diese inneren Impulse sind dein Antrieb für eine dauerhafte Veränderung!

Wenn das Warum stark genug ist, kommt das Wie von selbst.

Dieser Satz ist es wert, dass du ihn dir langsam auf der Zunge zergehen lässt. Für jede Veränderung, die wir mit Begeisterung und Tatendrang angehen wollen, ist zunächst eines notwendig: Wir müssen wissen, warum wir diese Veränderung überhaupt wollen. Frage dich daher an dieser Stelle:

- Welche Gefühle haben die im ersten Kapitel aufgezeigten Vorzüge des Clean Eating in mir ausgelöst? Welches ist mein stärkstes Motiv?
- Was reizt mich besonders am Clean Eating?
- Warum möchte ich mich gesünder, ausgewogener und natürlicher ernähren?
- Kann ich ganz konkret in einem Satz formulieren, was mein Warum ist? Falls ja, tue es jetzt, denn diese Motivation ist ganz entscheidend.

Mein Warum war mir damals sonnenklar. Ich hatte mein berufsbegleitendes Studium, welches mich viel Energie gekostet hat, hinter mich gebracht und hatte nun das dringende Bedürfnis, endlich etwas nur für mich zu tun. Die Jahre zuvor hatten nur aus Arbeiten und Studieren bestanden. Gleichzeitig hatte ich mich schlecht ernährt und mir kaum Bewegung oder Entspannung gegönnt. Mit meinem Sprung ins Clean Eating wollte ich meinem Körper endlich etwas Gutes zurückgeben. Mein Motiv war ganz stark! So hatte ich zwar viele Fragen und Unsicherheiten im Kopf, dennoch bin ich von heute auf morgen voller Vorfreude auf diese wunderbare Art zu leben umgestiegen und habe eine enorme Veränderungsenergie aus meiner Begeisterung gezogen. Die vielen Fragezeichen haben sich nach und nach gelichtet und ich bin zu meinem ganz persönlichen Clean-Eating-Profi geworden, denn mit der Zeit habe ich gelernt, wie Clean Eating für mich am besten funktioniert. Genau das wirst auch du erleben.

FÜNF SCHRITTE FÜR DEINEN CLEANEN START

Du kannst von heute auf morgen mit Clean Eating beginnen und dich für den Rest deines Lebens clean ernähren. Dafür solltest du wissen, wie dein Vorhaben am besten gelingt. Diese fünf einfachen Schritte werden dir auf deinem cleanen Weg helfen. Sie führen dich in Etappen an deine neue Ernährungsweise heran.

Schritt 1: Wissen und Inspirationen sammeln

Du bist bereits mitten in der Umsetzung dieses ersten Schrittes. Du sammelst wichtige Informationen rund um Clean Eating und lässt dich in deiner neuen Ernährungsweise inspirieren. Dieses Basiswissen gibt dir Sicherheit und fühlt sich gut an. Nutze dafür alle Quellen, die dir zur Verfügung stehen. Mir waren beispielsweise die Regeln rund um Clean Eating schnell klar, es hat mir aber bei meinem Einstieg sehr geholfen, Rezepttipps, Snackideen und tägliche Motivation über Instagram und Co. zu bekommen. Welche

Superfoods gibt es? Wie bereite ich ganz einfach ein leckeres, sättigendes Oatmeal zu? Wodurch bekomme ich die meisten Nährstoffe? Und wo finde ich gute Bioläden in der Nähe? Lass dich gleichzeitig aber von den Inspirationen und Meinungen nicht verwirren, die du anfangs sammelst. Ich versichere dir, du wirst mit der Zeit deinen eigenen Weg beim Clean Eating finden und dich immer sicherer damit fühlen.

Schritt 2: Deinen Status quo ermitteln und erste Veränderungen definieren

Irgendwann kommst du an den Punkt, an dem du aktiv werden willst. Du hast genug gelesen, möchtest starten und am liebsten gleich all das neue Wissen umsetzen. Stopp! Einer der häufigsten Fehler am Anfang jeder Ernährungsumstellung ist die Überforderung. Du hast das Bestreben, am liebsten sofort alles zu ändern und ab jetzt nur noch clean zu essen, doch das wird nicht funktionieren. Sieh dir lieber erst einmal deinen aktuellen Status quo in Sachen Ernährung an. Führe dir die Lebensmittel, die du an einem normalen Tag isst, vor Augen und beantworte für dich die folgenden Fragen:

- Wo stimmt meine derzeitige Ernährung schon mit Clean Eating überein?
- Was mache ich gut? Was kann ich beibehalten?
- Wo sind meine größten Baustellen und Laster?
- Was spricht mich am Clean Eating besonders an? Auf welche Lebensmittel habe ich Lust?
- Wogegen sperrt sich etwas in meinem Inneren? Was könnte mir schwerfallen?
- An welcher Stelle glaube ich, auf etwas verzichten zu müssen?

Dann nimm dir für deinen cleanen Start erst einmal zwei oder drei Dinge vor, die du definitiv und konsequent verändern möchtest. Das kann z. B. ausreichend Zeit für das tägliche Frühstück sein, die Umstellung deines Hauptgetränks von Saftschorle auf Wasser oder täglich ein bunter Salat auf deinem Speiseplan. Gehe es langsam und systematisch an und verlange nicht von dir, dass du dich von heute auf morgen komplett clean ernährst! Bei mir war es damals genauso. Ich habe mir als Erstes die grünen Smoothies und die cleanen Snacks für das Büro vorgenommen und meine Ernährung immer weiter »gesäubert«.

Schritt 3: Ausmisten

Im dritten Schritt geht es tatsächlich ans Eingemachte bzw. an deinen Kühlschrank und deine Vorratsschränke. Räume alles aus und schau dir die Lebensmittel genau an. Was sagen die Inhaltsstoffe? Welche Nahrungsmittel sind wirklich clean? Welche sind grenzwertig? Und welche gehören definitiv nicht zum Clean Eating? Denke dabei immer wieder an deine Oma! Hätte sie dieses oder jenes Lebensmittel gekannt bzw. in ihrer Küche verwendet? Mir haben das grundlegende Ausräumen und Ausmisten damals unheimlich viel

Spaß gemacht. Es bringt Klarheit und hat eine befreiende Wirkung. Gleichzeitig schaffst du Platz für deinen Neustart. Ich habe alle Lebensmittel nach dem Ausräumen in drei Kategorien einsortiert:

- Clean = behalten
- Grenzwertig oder momentan alternativlos = erst einmal behalten, aber langfristig ersetzen
- Definitiv nicht clean = ausmisten oder in eine leere Schublade räumen und diese nur sehr selten öffnen

Mit Freude und ohne Skrupel habe ich beispielsweise Tütensuppen und -soßen, Weißmehltoast, Frischkäse mit Schokoladenaroma, Light-Margarine und Weingummi aussortiert. Gleichzeitig gab es bei meiner Bestandsaufnahme auch Lebensmittel, die zwar nicht clean waren, für die ich jedoch zunächst keine Alternativen kannte bzw. auf die ich nicht verzichten wollte. Weißmehl, Haushaltszucker, Tiefkühlpizzateig und Ciabatta zum Aufbacken waren unter anderem dabei. Diese Lebensmittel solltest du dir merken und auf eine Alternativen-Liste schreiben, damit du sie mit der Zeit von deinem Speiseplan streichen und durch cleane Alternativen ersetzen kannst. Ich habe mittlerweile gelernt: Es gibt für wirklich alles eine cleane bzw. cleanere Lösung! So ersetzte ich mit der Zeit Weißmehl durch Vollkorn- und Kokosmehl und Haushaltszucker durch Kokosblütenzucker und Ahornsirup. Der fertige Pizzateig und das Aufback-Ciabatta verschwanden auch irgendwann aus meiner Küche, schließlich kann ich mittlerweile cleanen Pizzateig selbst herstellen und auch leckeres Brot backe ich ab und an gerne selbst. Die wirklich cleanen Lebensmittel aus meinem Kühlschrank und meinen Vorräten wie Obst, Salat und Gemüse in Bioqualität, echtes Vollkornbrot, Naturjoghurt oder Bioeier aus dem Hühnerstall eines Arbeitskollegen habe ich nach dem Ausräumen guten Gewissens zurück an ihren Platz gelegt.

Nimm dir für dieses wunderbare Vorhaben genügend Zeit! Perfekt ist ein verregneter Tag am Wochenende. Es kann einige Stunden dauern, bis du alles in Ruhe gesichtet und neu einsortiert hast. Außerdem ist es die beste Gelegenheit, auch einmal nach dem Mindesthaltbarkeitsdatum deiner Vorräte zu schauen. Dabei wirst du sicher einiges entdecken, von dem du dich ganz schnell trennst.

Schritt 4: Einkaufen

Nach dem Ausmisten kommt der Neustart. Je nach deinem persönlichen Status quo sind deine Vorräte nach dem Aufräumen vielleicht ganz schön mager. Es wird Zeit, sie mit neuen, frischen und natürlichen Lebensmitteln aufzufüllen. Also schnapp dir deinen Einkaufskorb und gehe einkaufen!

Der erste wichtige Schritt ist hier die bewusste Wahl deiner Einkaufsquelle. Früher bin ich einfach in einen großen Supermarkt gegangen, wo ich wirklich alles bekommen habe. Dass das Obst schon Druckstellen hatte, der Brokkoli aus Spanien kam, das Kilogramm Hackfleisch nur 1 Euro kostete oder der verpackte Salat eher welk wirkte, hat mich damals gar nicht gestört. Heute gehe ich anders einkaufen. Ich bevorzuge kleinere Biosupermärkte, Hofläden, klassische Wochenmärkte und vertrauensvolle Onlineanbieter, die Lebensmittel in guter, meist regionaler Bioqualität anbieten. Auch das Bestellen von einer Biokiste mit Waren aus deiner Region ist eine schöne Sache für alle Einkaufsmuffel. Nur noch selten gehe ich in klassischen Supermärkten einkaufen und wenn doch, greife ich zu Biolebensmitteln.

Nachdem du dich mit dem Clean-Eating-Konzept vertraut gemacht und ein erstes Gespür für cleane und nicht cleane Lebensmittel bekommen hast, wirst du mit einem ganz anderen Blick einkaufen gehen. Dabei eröffnet dir ein gut sortierter Bioladen neue Möglichkeiten. Ich kann mich noch gut an meinen ersten Besuch erinnern. Ich bin mit leuchtenden Augen fast zwei Stunden durch die Gänge gelaufen, habe Inhaltsstoffe studiert, neue Lebensmittel entdeckt und einige Schätze in meinen Einkaufswagen gelegt: Fenchel, Wildkräuter, Süßkartoffeln, Nussmus aus reinen Nüssen, Weidemilch aus den Alpen, Vollkornbrot aus echtem Vollkornschrot, Vollkornpasta, Blütenpollen, Schokolade ohne Zuckerzusätze und vieles mehr. Ich entdeckte eine völlig neue, wunderbare Welt. Danach hat mir kein Besuch in meinem Supermarkt je wieder Freude bereitet.

Einen hilfreichen Anhaltspunkt für eine gesunde, cleane Einkaufsliste möchte ich dir gern mitgeben. Allerdings lässt du am besten auch dein Bauchgefühl entscheiden, worauf du Appetit hast, was du gern neu ausprobieren möchtest und wobei sich allein beim Gedanken daran deine Nackenhaare aufstellen.

Denke daran: Bei deinem ersten Einkauf musst du nicht dein ganzes Leben auf den Kopf stellen und für alles cleane Alternativen kaufen. Ich empfehle dir auch hier das schrittweise bewusste Umstellen, denn das komplette Erneuern deiner Vorräte in einem guten Biosupermarkt kann ganz schön ins Geld gehen.

MEINE CLEAN-EATING-EINKAUFSLISTE

Obst:
- Äpfel
- Birnen
- Bananen
- Kiwi
- Ananas
- Grapefruit
- Zitronen
- Weiteres saisonales Obst (möglichst aus der Region)
- Obstmus aus unbehandelten Obstsorten (z. B. Apfelmus)
- Ungesüßte Trockenfrüchte (z. B. Gojibeeren, Datteln, Cranberrys)

Gemüse:
- Möhren
- Kirschtomaten
- Paprikaschoten
- Gurke
- Brokkoli
- Rote Bete
- Kartoffeln
- Süßkartoffeln
- Zwiebeln/Schalotten
- Knoblauch
- Weiteres saisonales Gemüse

Blattsalate und Kräuter:
- Pflücksalat
- Rucola
- Spinat
- Petersilie
- Basilikum
- Pfefferminze
- Schnittlauch
- Saisonale Wildkräuter

Hülsenfrüchte, Nüsse und Co.:
- Linsen (getrocknet)
- Bohnen (meist getrocknet, manchmal auch frisch)
- Walnüsse
- Cashewnüsse
- Gemahlene Mandeln
- Kokosflocken
- Studentenfutter
- Leinsamen
- Erdmandeln
- Nussmus aus reinen Nüssen
- Kokosmehl

Süßungsmittel und Süßigkeiten:
- Kokosblütenzucker
- Honig
- Ahornsirup
- Rohes Kakaopulver
- Zartbitterschokolade

Brot, Brotaufstriche und Getreideprodukte:
- Schwarzbrot aus echtem Vollkorn
- Pflanzliche Brotaufstriche (ohne künstliche Zusätze)
- Vollkornmehl (Dinkel, Roggen)
- Vollkornnudeln
- Vollkornreis
- Quinoa
- Amaranth
- Haferflocken

Milchprodukte (meist pflanzlicher Natur):
- Kokosmilch
- Ungesüßte Reismilch/Mandelmilch
- Naturjoghurt/griechischer Joghurt
- Quark

Fleisch, Fisch und Eier:
- Hochwertiges Fleisch aus artgerechter Tierhaltung (für meinen Partner)
- Möglichst fangfrischer Fisch aus zertifizierter nachhaltiger Fischerei (z. B. mit MSC-Siegel)
- Bioeier vom Bauern

Getränke:
- Stilles Mineralwasser
- Kräuterteesorten
- Grünteesorten
- 100-prozentiger Direktsaft (z. B. Apfel-, Birnensaft)

Fünf Schritte für deinen cleanen Start

Schritt 5: Ausprobieren

Der letzte Schritt für deinen Start in eine cleane Ernährung ist in meinen Augen der Wichtigste. Du hast dich gedanklich ausgiebig mit Clean Eating beschäftigt, hast einen Status quo für deine Ernährungssituation erstellt, hast ausgemistet und neu eingekauft. Jetzt kommst du tatsächlich zur Umsetzung. Und der wirksamste Weg ist, es einfach nach bestem Wissen und Gewissen zu tun. Koste deine neuen Einkäufe, entfalte deine Talente beim Kochen, probiere neue Rezepte aus, bestell eine Biokiste und lebe dich Stück für Stück in der cleanen Ernährungswelt ein.

An meinen ersten cleanen Tag kann ich mich noch gut erinnern. Ich habe an einem Sonntag gestartet und hatte nicht mal die Gelegenheit, sofort einkaufen zu gehen. Doch nach dem Ausmisten blieb noch genug Gutes übrig. Mittags aß ich Pellkartoffeln mit selbst gemachtem Kräuterquark und geräuchertem Lachs. Als Nachmittagssnack bereitete ich mir ein Obstsalat-Allerlei mit Studentenfutter zu. Und während ich abends genüsslich mein Schwarzbrot mit Olivenöl und Kirschtomaten aß, schrieb ich meine erste cleane Einkaufsliste und freute mich darauf, am nächsten Tag mit einem Einkauf im Bioladen voll durchzustarten. Gleichzeitig ging ich mit dem zufriedenen Gefühl ins Bett, meinem Körper bereits heute cleane Nahrung gegeben zu haben. Clean Eating ist einfach und von heute auf morgen umsetzbar.

EIN CLEAN-EATING-BEISPIELTAG

Hier siehst du beispielhaft als kleine Fotostory, was an einem normalen Tag von morgens bis abends auf meinem Teller und in meinen Snackboxen landet.

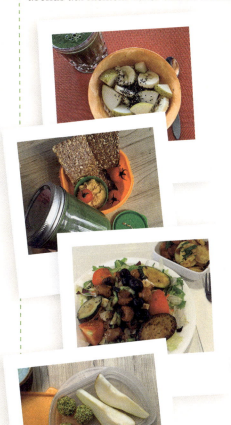

7:21 Uhr Frühstück:

1 kleine Portion Oatmeal mit feinblättrigen Haferflocken • ½ Banane • Birne • Kokosflocken • Chiasamen und etwas heißem Wasser

1 Glas grüner Smoothie aus Spinatblättern • Feldsalat • ½ Banane • ½ Ananas und frischer Minze

10:36 Uhr Vormittagssnack:

3 Leinsamen-Cracker mit selbst gemachtem Cashew-Frischkäse • Kirschtomaten • Salz und Pfeffer

1 weiteres Glas grüner Smoothie vom Morgen

13:01 Uhr Mittagessen:

Großer gemischter Salat mit Rucola • Spinatblättern • Lollo bianco • Romana • Lollo rosso • Tomaten • Fetakäse • gebratenen Champignons • gebratener Zucchini • Oliven und Olivenöl-Balsamico-Dressing

1 kleine Schale Bratkartoffeln

16:10 Uhr Nachmittagssnack:

4 Kokos-Matcha-Balls
½ Birne

19:14 Uhr Abendessen:

Schneller Pfannkuchen mit Wildlachs, Rucola und Feigensenf

1 kleine Schüssel Wakame-Algensalat

1 Stück Zartbitterschokolade zum Genießen

Dazu trinke ich über den Tag verteilt gute anderthalb bis zwei Liter stilles Mineralwasser, einen halben Liter Kräutertee und ein Kännchen grünen Tee.

Vielleicht fragst du dich an dieser Stelle, wie groß diese Portionen sind oder wie viele Kalorien meine Mahlzeiten haben. Das kann ich dir leider nicht sagen, denn ich messe oder wiege mein Essen weder genau ab noch zähle ich Kalorien. Ich höre einzig und allein auf mein natürliches Hunger- und Sättigungsgefühl – und das funktioniert hervorragend! Was sagen schon Zahlen wie Kalorien oder Grammangaben aus, wenn du wie ich erlernen kannst, deinem Körper die Menge an Nahrung zu geben, die er wirklich braucht?

FÜNF ERFOLGSFAKTOREN, UM LANGFRISTIG AM BALL ZU BLEIBEN

Jetzt hast du die wichtigsten Schritte auf deinem Weg zum Clean Eating gelernt und bist vielleicht sogar direkt eingestiegen. Doch was ist dann? Der Anfang der meisten vielversprechenden Diäten und motivierenden Ernährungskonzepte ist begleitet von großem Enthusiasmus und Feuereifer. Die ersten Tage klappen gut, wir sind hoch motiviert und leben auch mal mit dem kleinen Hüngerchen, das unvermittelt auftritt, schließlich haben wir ein Abnehmziel vor Augen. Nach gut einer Woche verschwindet langsam die anfängliche Begeisterung, und die Einschränkungen bzw. die Veränderungen in unserem Speiseplan treten deutlich zutage. In Kombination mit Heißhungerattacken, schlechter Laune und grummelndem Magen werfen wir die guten Absichten schnell wieder über Bord und stürzen uns frustriert wieder auf unsere bisherige Ernährung. Doch das muss nicht sein! Die Gründe für das Scheitern vieler Diäten sind mittlerweile durch Ernährungspsychologen weitreichend erforscht: »zu streng«, »zu kompliziert«, »zu ungewohnt«, »zu aufwendig« und »zu unrealistisch« lauten die Ergebnisse.

Clean Eating ist zwar keine Diät, dennoch kann ich die typischen Diät-Denkfehler auch hier immer wieder bei Einsteigern beobachten. Die Ursache für das Scheitern ist fast immer eine Kopfsache. Daher ist aus meiner Erfahrung das wichtigste Equipment deine mentale Einstellung zu deiner neuen Ernährungsweise. Beachte die folgenden fünf Faktoren, dann wird Clean Eating auch für dich langfristig zum Erfolg!

1. Die Macht von neuen Gewohnheiten und Ritualen

Bereits beim Ausmisten und Einkaufen habe ich es erwähnt. Nun möchte ich es noch einmal in aller Deutlichkeit betonen, weil es so wichtig ist: Clean Eating braucht wie jede Veränderung ihre Zeit. Gönne sie sowohl deinem Kopf als auch deinem Körper. Wir verbringen einen Großteil unseres Tages in gewohnten Routinen, da dies für unseren Geist eine mentale Entlastung in einer komplexen Welt bedeutet. Du erfährst in diesem Buch eine Menge Neues über die cleane Ernährung, das du nun in deinem Alltag umsetzen willst. Gleichzeitig startest du unmittelbar mit neuen Gewohnheiten wie dem genauen Studieren von Inhaltsstoffen deiner Lebensmittel oder dem andersartigen Zusammenstellen deiner nächsten Einkaufsliste. Dein Kopf hat viel zu tun, denn Clean Eating muss zunächst einmal hier ankommen. Bitte überfordere dich nicht dabei! Gehe Schritt für Schritt deine Veränderungen an! Du kannst sehr wohl von heute auf morgen mit Clean Eating beginnen, aber du solltest – wie bei jeder Veränderung – langfristig denken und geduldig mit dir sein. Wenn du dich ab heute für den Rest deines Lebens clean ernähren möchtest, dann hast du viel Zeit, um es immer besser und besser zu machen. Eine Ernährungsumstellung ist kein Sprint, sondern ein Marathon, für den du den Rest deines Lebens Zeit hast.

Der einfachste Weg, um Erfolg versprechende Veränderungen langfristig anzugehen, ist das Schaffen von neuen Gewohnheiten und Ritualen in deiner Ernährung. Das kann beispielsweise das Essen eines ballaststoffreichen Oatmeals zum Frühstück, das ausreichende Wassertrinken im Büro oder das Weglassen des heiß geliebten Nachmittagskuchens sein. Um eine neue tägliche Routine zu lernen oder eine eingeschliffene Gewohnheit zu verlassen, brauchen wir mindestens drei Wochen, in denen wir es schlichtweg einüben. Erst nach dieser Zeit ist es für unseren Kopf und vielleicht auch für unseren Körper zur neuen Gewohnheit in unserem Tagesablauf geworden. Nimm dir diese Zeit ganz bewusst und bleibe in diesen Wochen konsequent am Ball! Danach wird es einfacher.

Eine schöne Methode, um neue Gewohnheiten und Rituale spielerisch zu erlernen, rufe ich regelmäßig über meinen Blog auf den Plan: sogenannte **EAT TRAIN LOVE**-Challenges. Einen Monat lang täglich einen grünen Smoothie trinken oder 21 Tage ohne Süßigkeiten habe ich schon gemeinsam mit meinen Leserinnen und Lesern gemeistert. In der Gruppe fällt es noch leichter, sich selbst und andere zu motivieren, und wenn die Challenge-Zeit erst einmal vorbei ist, hat sich eine neue Routine in dein Leben eingeschlichen bzw. eine lästige Gewohnheit verabschiedet. So machen Veränderungen richtig Spaß!

2. Verstehe Clean Eating als eine spannende Entdeckungsreise

Ein weiterer Aspekt, wie du Clean Eating mit Erfolg in dein Leben integrierst, ist der Begeisterungsfaktor. Clean Eating soll ganz einfach jeden Tag Spaß machen und nicht bierernst genommen werden. Ich sehe Clean Eating als eine der spannendsten Entdeckungsreisen meines Lebens. Obwohl ich bereits vor mehr als vier Jahren damit begonnen habe, sehe ich mich noch lange nicht am Ziel. In meinen Augen ist der Weg das Ziel und dieser Weg soll dich mit Neugier, Freude und Kreativität erfüllen. Schon wieder eine Parallele zum Yoga!

Ich liebe es, über den Wochenmarkt zu laufen und immer wieder neue Nahrungsmittel zu entdecken. Einmal ist es Rote Bete, die ich zum ersten Mal im Ofen röste oder für einen Drink entsafte. Ein anderes Mal bekomme ich eine Frage zu Chlorella von einer Blogleserin gestellt, zu der ich selbst erst einmal Erfahrungswerte sammeln muss, um sie beantworten zu können. Clean Eating ist und bleibt jeden Tag für mich spannend. Ich vergleiche diese Einstellung gern mit einem Kind, das mit staunenden Augen und offenem Mund die Welt entdeckt. Gehe es mit derselben Offenheit an!

3. Einfachheit als Prämisse in deiner Umsetzung

Die Regeln dieses Ernährungskonzepts sind einfach. Statt Kalorien zählen, Punktesysteme auswerten oder Nährstofftabellen studieren, sind Abwechslung, Frische und Natürlichkeit deine täglichen Leitlinien. In meinen Augen funktioniert Clean Eating für viele so hervorragend, weil es so einfach ist. Also setze es auch mit Einfachheit als Prämisse in deinem Alltag um! Wenn du beginnst, clean zu kochen, musst du nicht zum Gourmet-Koch mit täglich wechselndem Vier-Gänge-Menü werden. Es reicht, wenn du dir einen bunten Salat mit Nüssen, Himbeeren und Sprossen zubereitest oder ein Schwarzbrot mit Avocado und einem gekochten Ei isst. Sei in der einfachen Umsetzung kreativ und passe Clean Eating so an deinen Lebensalltag an, dass es sich für dich leicht und gut anfühlt. Wenn etwas einfach ist, bleiben wir motiviert am Ball und haben dauerhaft Erfolgserlebnisse, die uns weitertragen.

4. Clean Eating verlangt keine Perfektion

Obwohl ich meinem Wesen nach auch zu den typischen Perfektionisten gehöre, habe ich mittlerweile gelernt, vieles lockerer zu sehen. Das Leben ist einfach zu kurz für Perfektion! Mit der 80-20-Regel (Pareto-Prinzip) fährst du in vielen Lebensbereichen deutlich besser und vor allem entspannter. Die Regel besagt, dass du mit 20 Prozent Aufwand 80 Prozent deines gewünschten Ergebnisses erreichst, jedoch für die letzten 20 Prozent bis zur Vollkommenheit überdurchschnittlich viel Aufwand – in diesem Fall 80 Prozent – aufwenden musst. Dieses Prinzip lässt sich wunderbar auf eine gesunde Ernährung übertragen. Von dir selbst jeden Tag eine zu 100 Prozent cleane Ernährung zu erwarten, verursacht einen inneren Druck und Stress, welcher dir jegliche Freude am Clean Eating nimmt. Diese Einstellung ist das Gegenteil von Leichtigkeit und Einfachheit.

Ich lese öfter kopfschüttelnd Kommentare oder E-Mails meines Blogs, in denen ich höflich darauf hingewiesen werde, dass dieses oder jenes Lebensmittel, das ich empfehle, nicht zu 100 Prozent clean ist, weil es – wie beispielsweise Vollkornnudeln – weiterverarbeitet wurde und so in der Natur nicht vorkommt. Das ist mir durchaus bewusst. Doch ich empfehle Vollkornnudeln trotzdem gern, weil sie eine gute Alternative zu normalen Nudeln sind und daher zwar nicht perfekt, aber cleaner als die herkömmlichen sind, die noch immer in den meisten Küchen verwendet werden.

»Cleaner als gestern« statt »100 Prozent clean« ist mein Grundsatz. Ich sehe Clean Eating als eine entscheidende Verbesserung der eigenen Ernährung im Vergleich zum Status quo in unserer Gesellschaft. Es geht darum, mir meine heutigen Ernährungsgewohnheiten genau anzuschauen und bewusst zu machen, um sie Stück für Stück zugunsten von echten, natürlichen und ausgewogenen Nahrungsmitteln zu verbessern. Wenn du dich zu 80 Prozent von cleanen Lebensmitteln ernährst, dann ist das schon ein großer Erfolg für dich und deine Gesundheit und unterscheidet dich deutlich von vielen Menschen um dich herum. Gleichzeitig sind die 80 Prozent deutlich einfacher und mit mehr Freude und Leichtigkeit umzusetzen als eine zu 100 Prozent cleane Ernährung, weil du es nicht so verbissen sehen musst.

Auf unserer cleanen Reise kann es durchaus passieren, dass wir einen Durchhänger haben und einen oder mehrere Tage in unsere alten Ernährungsgewohnheiten zurückfallen. Das ist menschlich! Fehler und Rückschritte gehören zu einem Veränderungsprozess dazu, denn durch sie können wir lernen. Das Entscheidende ist dabei nur, dass wir nach solchen schlechten Zeiten nicht dauerhaft in ein Loch fallen und unsere schönen Pläne über Bord werfen. Schau dir lieber an, was die Ursachen für deine Ausrutscher waren:

- Fehlen mir noch an einer Stelle wichtige Informationen und Inspirationen?
- Habe ich mir zu viele neue Gewohnheiten vorgenommen?
- Bin ich das Clean Eating insgesamt zu streng angegangen?
- Mache ich es mir zu kompliziert für meinen Alltag? Wenn ja: Wie kann ich es praktikabler für mich handhaben?

Diese einfache Ursachenforschung hilft dir sicher bei deinem Lernprozess für die kommende Zeit. Du kannst noch einmal neu justieren und Clean Eating in dem einen oder anderen Punkt leichter, unkomplizierter und für deinen Lebensalltag passender angehen. Verzeih dir die Fehler, die du gemacht hast, und geh weiter deinen Weg.

5. Ausnahmen bestätigen die Clean-Eating-Regeln

In meinen Augen ist dies ein ganz wichtiger Erfolgsfaktor. Schon bei kleinen Kindern kannst du beobachten, dass sie besonders nach den Dingen verlangen, die ihnen ausnahmslos verboten werden. So ist es auch bei dir, wenn du mit dem Clean Eating beginnst und dir von heute auf morgen alle ungesunden Lebensmittel, Süßigkeiten und Co. untersagst. Dieses Verbot zehrt nicht nur dauerhaft an deiner Motivation, sondern gefährdet auch langfristig deinen Erfolg.

Ich möchte dir daher einen anderen Grundsatz ans Herz legen, den du sicherlich gern hören wirst: Erlaube dir Ausnahmen vom Clean Eating – und zwar wohlüberlegt – und zelebriere diese Ausnahmen! Du darfst definitiv ab und an im Schnellrestaurant deine heiß geliebten Pommes essen oder dir zu Hause ein Stück Schokolade gönnen, aber lass es wirklich Ausnahmen sein und genieße sie ganz bewusst.

In diesem Zusammenhang fällt häufig der Begriff »Cheating Day« – also ein Tag pro Woche, an dem alles gegessen werden darf, was das Herz begehrt: Pizza, Schokolade, Eiscreme, Pommes, Döner, Weingummi und vieles mehr. Auf Instagram beobachte ich immer häufiger diesen absurden Trend und mir wird regelmäßig schlecht dabei, denn ich finde diesen Ansatz vollkommen falsch! Sechs Tage 100 Prozent clean, ja geradezu asketisch zu essen und einen Tag vollkommen über die Stränge zu schlagen, hat für mich nichts mit bewusster Ernährung zu tun. Der Betrogene bist nur du selbst: sechs Tage clean essen und am siebten die komplette Disziplin der Woche in die Tonne treten. Das bringt weder Genuss noch macht es einen gesünder. Wenn du Clean Eating mit all seiner leckeren Vielfalt für dich entdeckst, dann brauchst du keinen »Cheating Day«. Zur Erinnerung: Clean Eating ist kein Verzicht, sondern eine Bereicherung. Bewusste Ausnahmen sind in Ordnung, wenn du dich ab und zu danach sehnst, aber nicht eingeplante Tage, an denen du all das in dich hineinstopfst, was gegen cleane Ernährung spricht.

DEINE EIGENEN CLEAN-EATING-REGELN GESTALTEN

Wenn du bereits einige Wochen Erfahrungen mit Clean Eating gesammelt hast, wirst du an den Punkt kommen, an dem du beginnst, dir bewusst oder unbewusst deine eigenen Clean-Eating-Regeln zu gestalten. Das ist ein absolut vorteilhafter Prozess! Bildlich gesprochen gelangst du von der Stufe des Anfängers auf das Fortgeschrittenen-Level und beginnst, Clean Eating für deinen Lebensalltag so zu gestalten, dass es zu dir passt. Dabei solltest du immer wieder drei wichtige Grundsätze beherzigen, die Clean Eating für dich auch langfristig umsetzbar machen.

Sei offen und probiere Neues aus!
Beim Clean Eating geht es im Grunde um ein lebenslanges Lernen und Erweitern des eigenen Horizonts. Es ist zwar ein uraltes Ernährungskonzept, das auf einfachen Leitlinien

basiert, jedoch wird es erst durch deine Umsetzung und Interpretation lebendig. Probiere und entdecke Neues für dich, das dein cleanes Leben bereichert! Neue Lebensmittel, neue Rezepte, neue Superfoods, neue Einkaufsmöglichkeiten, neue Inspirationsquellen – was auch immer dir schmeckt, dich motiviert und weiterbringt! Sei offen für die vielfältigen Möglichkeiten, die die Natur uns allen bietet.

Behalte, was dir guttut, und mach daraus eine Gewohnheit!

Auf der Clean-Eating-Reise wirst du mit deiner offenen, neugierigen Haltung eine ganze Menge Neues für dich entdecken. Vor mehr als vier Jahren hatte ich noch nie etwas von Green Smoothies, Superfoods, achtsamem Essen und natürlicher Darmreinigung gehört. Doch genau diese wunderbaren Begegnungen machte ich auf meiner Reise. Ich lernte unglaublich viel kennen und dir wird es genauso gehen. Spüre bei jeder neuen Erfahrung in dich hinein, ob sie dir guttut und mache sie erst dann zu deiner Gewohnheit! Diese mentale Überprüfung ist extrem wichtig, denn wenn wir uns auf die cleane Reise begeben, wünschen wir uns oftmals, dass uns etwas schmeckt und auch bei uns seine positive Wirkung entfaltet. Hier spricht unser Verstand: Wir wissen, dass es vielen Menschen guttut, also wollen wir, dass es uns auch guttut. Ich wollte beispielsweise unbedingt, dass mir reine grüne Säfte aus Blattsalaten, Sellerie, Gurke, Kohl und Co. schmecken, weil ich wusste, dass die Nährstoffe fantastisch für meinen Organismus sind. Ich konnte mich jedoch nie an den Geschmack gewöhnen und habe mir diese Säfte eher heruntergezwungen. Mittlerweile ist Clean Eating ohne Genuss für mich ein absolutes No-Go!

Lass los, was dir nicht guttut!

Bei wiederum anderen cleanen Experimenten auf deiner Reise wirst du schnell spüren, dass sie dir nicht schmecken oder nicht zu dir passen. Musst du dich immer wieder disziplinieren, um etwas herunterzubringen, bestimmte Regeln einzuhalten oder sie nicht gleich wieder zu vergessen? Stopp! Hier bist du auf dem falschen Weg! Wenn du spürst, dass du dich windest, dann hat das seinen Grund. Es ist ein eindeutiger Indikator dafür, dass etwas nicht (mehr) zu dir passt, denn normalerweise haben wir einen natürlichen Antrieb, Dinge in unser Leben zu bringen, die uns guttun. Wenn das Ausprobierte nichts für dich ist, dann lass es los! Nicht jeder ist ein Frühstücker oder wird zum Green-Smoothie-Fan! Es gibt so viele andere Möglichkeiten, mit denen es dir besser gehen wird. Clean Eating ist sehr flexibel, und das solltest du auch sein. Vertraue deiner Intuition!

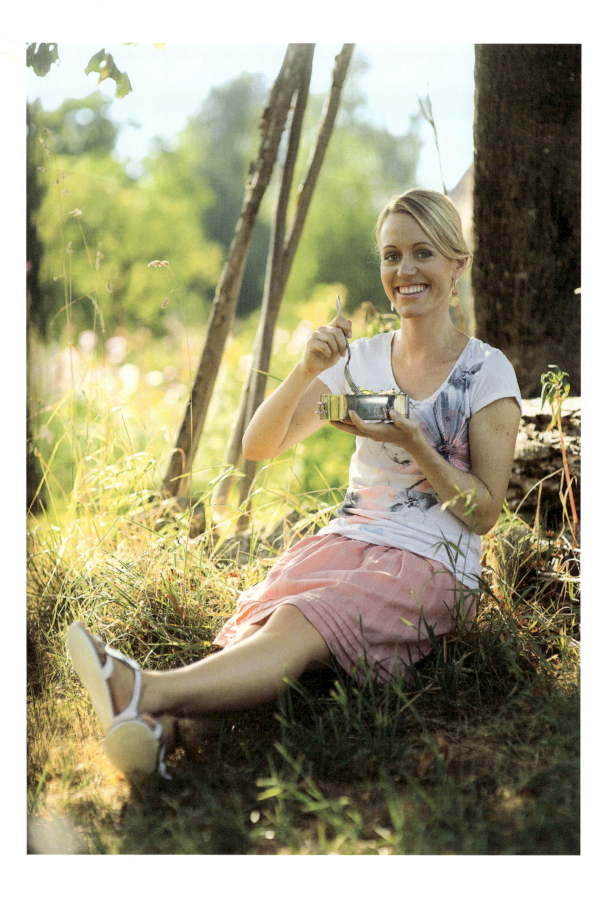

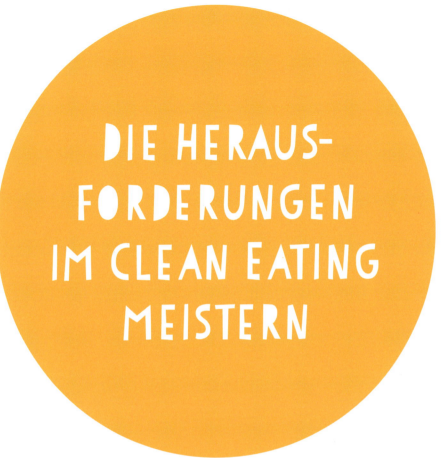

Die Herausforderungen im Clean Eating meistern

»Wer immer tut, was er schon kann, bleibt immer das, was er schon ist.«

Henry Ford

»Ich würde mich ja so gern clean ernähren, aber ...« Diesen Satz habe ich schon in vielen Variationen gehört und gelesen. Ihm folgt meist eine ausschweifende Erklärung, warum Clean Eating so schwer umzusetzen ist. Auch mir selbst kommt dieser Gedanke in stressigen Zeiten oder auf langen Reisen ab und zu. Doch in diesen Momenten gibt es nur eines zu tun: die Handbremse zu ziehen und umzudenken. Clean Eating mag manches Mal eine Herausforderung sein, aber es ist definitiv für jeden umsetzbar. Unsere Probleme sind vielmehr unsere inneren Glaubenssätze und unser blockierendes Denken. In diesem Kapitel gehen wir den häufigsten Clean-Eating-Ausreden auf den Grund und finden eine Lösung, wie auch du Clean Eating erfolgreich in dein Leben bringen kannst. Egal, ob du beruflich stark eingespannt bist, zu Hause in einer großen Familie lebst oder auf dein Haushaltsbudget achten musst.

ENTTARNE DEINE NEGATIVEN GLAUBENSSÄTZE UND DENKE UM!

Selbst eine wohltuende, gesunde Veränderung wie die Umstellung der eigenen Ernährung auf Clean Eating hat es zu Beginn nicht leicht in unserem Leben. Sie ist mit Unsicherheiten, Skepsis und den unterschiedlichsten Ängsten verbunden. Was kann ich mit Clean Eating noch essen? Mache ich alles richtig? Esse ich genug? Esse ich zu viel? Komme ich mit meinem Einkaufsbudget hin? Wie soll ich Clean Eating auf Reisen umsetzen? Viele dieser Fragen gehen insbesondere Einsteigern durch den Kopf. Nach kurzem Ausprobieren geben sie auf. Das sind die meistgehörten Ausreden, warum Clean Eating nichts für sie ist:

- Ich habe keine Zeit, mich gesund zu ernähren!
- Unterwegs habe ich keine Möglichkeit, clean zu essen.
- Clean Eating ist bestimmt furchtbar teuer!
- Ich würde mich ja gern clean ernähren, aber meine Familie macht nicht mit.
- Was esse ich im Urlaub/im Restaurant? Da muss ich wohl mit Clean Eating aussetzen.

Wer will, findet Wege. Wer nicht will, findet Ausreden. Wenn du dich dabei ertappst, wie du Gründe dafür suchst, warum du es nicht schaffst, Clean Eating in deinen Alltag zu integrieren, dann liegt es daran, dass du dich im falschen Modus befindest. Du suchst nach Problemen und Ausreden statt nach Lösungen, die für dich funktionieren. Clean Eating beginnt wie jede Veränderung im Kopf mit unserem Wollen und wird auch dort beständig fortgeführt. Wenn wir den Willen haben, uns dauerhaft von natürlichen, frischen Lebensmitteln abwechslungsreich zu ernähren, dann werden wir es schaffen und unseren Weg – unsere persönlichen Clean-Eating-Regeln – finden. Wir kommen vom Problemdenken ins konstruktive Handeln.

CLEAN EATING UND DER ZEITFAKTOR

Die häufigsten Ausreden, die ich höre, beziehen sich auf die Zeit. »Ich habe keine Zeit, gesund zu kochen«, »Wann soll ich mir denn morgens vor der Arbeit noch Snacks zubereiten?« oder ähnliche Aussagen schallen mir oft entgegen. Wenn wir denken, dass wir keine Zeit für etwas haben, dann tritt genau das wie eine selbsterfüllende Prophezeiung ein. Wir haben keine Zeit, uns gesund zu ernähren.

Im Hintergrund steht der Glaubenssatz, dass Clean Eating im Alltag unheimlich zeitaufwendig ist. Nicht wenige meiner Blogleser denken, ich stehe jeden Tag stundenlang in der Küche und bereite mein Essen zu. Doch das ist nicht wahr, denn auch ich bin viel beschäftigt und mein Tag hat ebenfalls nur 24 Stunden. Ich schaffe es dennoch, mich überwiegend clean zu ernähren. Dafür bediene ich mich einiger zeitsparender Tricks.

Koche schnelle Gerichte mit wenigen Zutaten!

Auf das Kochen werde ich noch genauer eingehen, aber ein guter Zeitspar-Tipp in der Küche sind simple Gerichte mit wenigen Zutaten. In einigen Kochbüchern stehen Zubereitungszeiten. Such dir Rezepte heraus, die nicht mehr als 30 Minuten benötigen und mit möglichst wenigen Zutaten auskommen. Diese halbe Stunde hast du nach dem Feierabend mit Sicherheit noch zur Verfügung. Aufwendigere Kochsessions lege ich aufs Wochenende, denn cleanes Kochen mit dem Partner und/oder Freunden kann gleichzeitig eine sehr schöne gemeinsame Aktivität sein.

Koche mehr, als du essen kannst!

Wenn ich unter der Woche clean koche, dann wähle ich meist Gerichte aus, die ich auch am nächsten Tag noch einmal kalt essen kann. Dafür eignen sich z. B. Gemüsepfannen sowie Nudel- und Reisgerichte hervorragend. Ich koche also immer gleich eine Portion mehr und nehme mir am nächsten Tag das restliche Essen in einer Snackbox als kalte Mittagsmahlzeit mit. Das spart am Folgetag Zeit und auf diese Weise sind schon tolle Antipasti-Ideen und Salatvariationen entstanden.

Cleane Snacks für die Woche

Cleane Snacks kannst du dir am Wochenende für die kommende Woche überlegen, einkaufen und auch zubereiten. Selbst gemachte Energieriegel und -kugeln sind immer eine hervorragende Snackmöglichkeit, die sich im Kühlschrank drei bis vier Tage frisch hält. Des Weiteren kannst du das meiste Obst und Gemüse zum Snacken auf Vorrat kaufen. Kleine Babymöhren, Kirschtomaten, Äpfel, Birnen, Nektarinen, Studentenfutter oder ungesüßte Trockenfrüchte ergeben leckere Snacks für zwischendurch.

Selbst gemacht oder clean gekauft

Viele Clean-Eating-Einsteiger denken zunächst, dass sie ab jetzt wirklich alles selbst frisch zubereiten müssen: selbst gebackenes Brot, selbst gemachte Nudeln, selbst gemixte Smoothies, selbst gefertigte Brotaufstriche und so weiter. Das kannst du natürlich machen, wenn du möchtest, denn es gibt unendlich viele Rezepte. Aber das wäre ein Vollzeitjob und ist mit einem knappen Zeitbudget kaum durchführbar. Auf der anderen Seite ist selbst machen natürlich immer schöner als kaufen. Irgendwo dazwischen liegt die goldene Mitte. Um dir das zu veranschaulichen, hilft meine 3-Stufen-Regel weiter:

- Stufe 1 sind die »normalen« Lebensmittel, die mehr oder weniger verarbeitet und nicht clean sind. Ein typisches Beispiel ist ein Brot vom Bäcker, das aus normalem Weizenmehl mit einigen Stabilisatoren und Konservierungsstoffen gebacken ist. Solche Lebensmittel meide ich weitestgehend.
- Zur Stufe 2 gehören alle cleanen Alternativen zu diesem »normalen« Lebensmittel, die du kaufen kannst. Sie haben laut Zutatenliste eine weiße Weste. Hierzu gehört z. B. echtes Vollkornbrot aus Vollkornschrot ohne künstliche Zusätze.
- Stufe 3 ist die Krönung. Diese Variante stellst du selbst mit cleanen Zutaten her, das heißt, du backst dein Brot aus Vollkornmehl, Hefe, Mandeln etc. selbst, so wie du es magst und verträgst. Du weißt genau, was enthalten ist, und kannst es frei nach deinen Wünschen (etwa glutenfrei oder vegan) zubereiten.

Für nahezu jedes Lebensmittel orientiere ich mich an dieser Regel. Ich habe bei den meisten Lebensmitteln meine Balance zwischen Stufe 2 und 3 gefunden. Wenn ich viel Zeit und Lust habe, bereite ich mir selbst Säfte, Nussmilch, Brotaufstriche, Energieriegel oder Ähnliches zu. Ist meine Zeit unter der Woche sehr knapp, greife ich durchaus auf gekaufte cleane Varianten zurück. Gekauftes spart Zeit!

Ein grüner Smoothie schmeckt selbst gemixt zwar besser, aber ab und an darf es auch mal ein gekaufter sein. Besser als gar keiner! Ebenso handhabe ich es bei Energieriegeln. Hier weiß ich, welche Sorten wirklich clean sind, da ich die Zutatenliste gründlich gecheckt habe. In Zeitnot kaufe und esse ich diese, bevor ich zum Stück Kuchen im Büro greife.

Nutze die Wege, die du täglich gehst!
Auch für Einkäufe geht Zeit drauf. Das liegt zwar nicht unbedingt am Clean Eating, ist jedoch für viele eine zeitliche Hürde. Ich habe gelernt, bevorzugt die Einkaufsquellen zu nutzen, die auf meinen täglichen Wegen liegen: der Hofladen bei uns im Ort, der mobile Verkaufsstand auf dem Weg ins Büro oder direkt vom Schreibtisch das Bestellen einer wöchentlichen Biokiste, die vor die Haustür geliefert wird – all das sind wunderbare, zeitsparende Einkaufsmöglichkeiten.

Mit diesen kleinen Tricks gestalte ich mir mein cleanes Leben möglichst einfach, denn erinnern wir uns: Einfachheit ist eine der wichtigsten Prämissen im Clean Eating! Ich bin felsenfest davon überzeugt, dass Clean Eating gerade für Berufstätige und Vollzeit-Familienmanager/innen sehr geeignet – wenn nicht sogar absolut empfehlenswert – ist. Ich bin selbst voll berufstätig und meine Arbeit fordert mich immer wieder heraus. Doch seit ich mich clean ernähre, fühle ich mich besser »genährt« für diese Aufgabe. So wird es dir auch gehen. Wer einmal mit Clean Eating begonnen hat, wird nach einer gewissen Zeit die Vorzüge in Form eines höheren Energielevels, einer stabileren Gesundheit und einer größeren Leichtigkeit spüren. Nirgends brauchen wir diese Energie tagtäglich mehr als im Job oder für unsere Familie.

CLEAN EATING UND DIE KOSTEN

Ja, ich streite das nicht ab: Clean Eating kann teuer sein. Gerade beim ersten großen Lebensmitteleinkauf kommt schnell dieses Gefühl auf. Aber die Pizzabestellung nach Hause oder die Nachos mit Käsesoße im Kino sind auch teuer. Kosten sind immer eine Sache des Vergleichens, und das möchte ich einmal mit dir tun. Die erste Frage, die wir uns an dieser Stelle beantworten sollten, ist: Wofür möchte ich mein Geld ausgeben? Früher habe ich viel Geld für Fast Food ausgegeben und bei meinen Lebensmitteleinkäufen gespart. Im typischen Haushaltsbudget bin ich damit recht günstig gefahren, habe jedoch hier und dort mein Geld für überteuertes Convenience Food ausgegeben, das noch nicht einmal gesund war. Heute mache ich es genau anders herum. Ich gebe wenig bis gar kein Geld für Fast Food aus und investiere lieber in meine alltäglichen Einkäufe mit hoher Qualität und Frische. Somit lasse ich zwar mehr Geld in Bioläden und Co., spare jedoch bei den Bequemlichkeitskäufen. Unter dem Strich fahre ich mit Clean Eating etwas teurer als früher, ich gönne mir aber auch ein Mehr an Geschmack, Lebensqualität und Gesundheit, wofür ich gern etwas mehr bezahle.

Schauen wir uns den direkten Vergleich an, liegen wir manchmal mit Clean Eating sogar günstiger als mit der gekauften, ungesunden Variante. Ich habe einmal eine selbst gemachte Pizza aus Vollkornteig und frischen gesunden Zutaten mit einer Tiefkühlpizza verglichen. Für rund 12 Euro habe ich den gesamten Einkauf erledigt und damit zwei ganze Bleche frische Pizza zubereitet. Um meine Freunde ähnlich satt zu bekommen, hätte ich vier Tiefkühlpizzen kaufen müssen, die etwa 14 Euro kosten. Beim Lieferdienst hätten wir sogar noch mehr bezahlt.

Eine gute Möglichkeit, für das Clean Eating etwas preisbewusster einzukaufen, ist die Variation der Einkaufsquellen. Ich kaufe gern im Biosupermarkt oder in einem kleinen Hofladen ein. Natürlich sind dort die Lebensmittel sehr hochwertig, aber auch hochpreisig. Eine günstigere Variante ist der Marktbesuch. Besonders kurz vor dem Ende kannst du die Waren dort meist günstiger ergattern. Aber auch Discounter bieten immer mehr Bioprodukte aus der Region an. Ein genaues Umschauen und Vergleichen lohnt sich! Ein letzter Tipp, um dein Budget zu schonen, ist saisonales Einkaufen. Bei den meisten frischen Lebensmitteln gibt es deutliche saisonale Preisschwankungen. Ist das Angebot beispielsweise bei Erdbeeren im Frühsommer groß, gehen auch die Preise runter. Dagegen sind Erdbeeren im Winter nicht nur von schlechterer Qualität, sondern auch extrem teuer. Wer saisonal kauft, lebt gesünder und schont den Geldbeutel.

CLEAN EATING UND UNSER UMFELD

Wenn wir unsere Ernährung verändern wollen, dann treffen wir früher oder später auf eine Hürde, die für viele unüberbrückbar scheint und zum Scheitern unserer guten Vorsätze führen kann: Wie sage ich es meiner Familie, meinen Freunden und Kollegen? Unser Umfeld hat sich zwar früher nie akribisch mit unserer Ernährung beschäftigt, aber natürlich fällt es auf, wenn wir plötzlich auf das Dessert verzichten, Vollkornreis statt Pommes wählen oder nach der Herkunft des gegrillten Fleischs fragen. Ich habe hierbei zwei grundlegend unterschiedliche Erfahrungen in meinem Umfeld gemacht, die auch dir begegnen werden: Es gibt Menschen, die sich als deine Unterstützer entpuppen, und andere, die deine neue Ernährungsweise schlechtmachen.

Die Unterstützer

Sie reagieren durchweg positiv auf deine Veränderung. Sie fragen interessiert nach, was sich hinter Clean Eating verbirgt und was es für dich bedeutet. Sie hören dir aufmerksam zu. Und sie akzeptieren, dass du nun bewusster auf deine Ernährung achtest und nicht mehr genauso isst wie zuvor. Diese Akzeptanz äußert sich beispielsweise darin, dass sie beim gemeinsamen Einkaufen und Kochen auf deine Bedürfnisse achten oder nachfragen, ob du dies oder jenes essen magst. Es heißt aber nicht, dass sie genauso begeistert auf Clean Eating reagieren wie du und sich gemeinsam mit dir in dieses Abenteuer stürzen. Diesen Denkfehler habe ich anfangs gemacht. Ich war so motiviert, dass ich auch meine Familie und Freunde vom Clean Eating überzeugen wollte. Doch du kannst niemanden von etwas überzeugen, was er oder sie selbst nicht möchte. Ich habe gelernt, dass Akzeptanz in den meisten Fällen die höchste Form der Unterstützung ist. Also sei nicht enttäuscht, wenn sie nicht mitmachen wollen.

Die gute Nachricht ist, dass du deine Unterstützer mit der Zeit doch noch auf unbewusste Weise beeinflusst. Sie bemerken natürlich, wie gut es dir mit Clean Eating geht, wie sehr du nach außen strahlst und wie viel du vielleicht auch damit abgenommen hast. So etwas beeindruckt die meisten Menschen und ganz langsam, aber sicher beginnen auch sie, bewusster auf ihre Ernährung zu achten, und fragen dich sogar um Rat. Lass dich von diesem heimlichen Sog, den deine positive Veränderung auf andere hat, überraschen! Inspirieren statt überzeugen ist der richtige Weg!

Am leichtesten fällt dir die Ernährungsumstellung, wenn du es schaffst, die Personen in deinem direkten Umfeld (Partner/in, Kinder, enge Freunde) als Unterstützer zu gewinnen. Sie helfen dir auf deinem Weg und profitieren früher oder später ebenso von deinen Erfahrungen. Mach ihnen dafür klar, wie du dich von jetzt an ernähren möchtest, und bitte sie aktiv um ihre mentale Unterstützung auf deinem Weg!

Die Schlechtmacher

Mit ihnen wirst du leider ganz andere Erfahrungen machen, die dich womöglich runterziehen. Sie bezeichnen Clean Eating als Quatsch, verstehen nicht, wie du auf das Dessert verzichten kannst, wollen dir immer wieder ungesundes Essen aufschwatzen oder fangen haarsträubende Diskussionen an. All das habe ich schon erlebt. Gott sei Dank nur in Ausnahmefällen! Was mir sehr geholfen hat, ist, ihre innere Motivation für diesen Unmut mir und meiner Veränderung gegenüber zu verstehen. Es ist letztendlich ihre eigene Unzufriedenheit. Gerade diese Menschen wären oftmals gern fünf Kilogramm leichter, hätten lieber eine reinere Haut oder würden sich über eine regelmäßige Verdauung freuen. Doch sie finden nicht ihren Weg oder es mangelt ihnen an der notwendigen Disziplin. Fasse ihren Unmut daher als eine Äußerung ihrer eigenen Unzufriedenheit mit sich selbst auf! Es hat gar nichts mit dir zu tun. Verfolge deinen Clean-Eating-Plan und lass dich nicht von den Schlechtmachern abbringen! Ihre negativen Reaktionen zu ignorieren ist hierfür die beste Strategie.

Ein weiterer wichtiger Aspekt in Bezug auf dein Umfeld sind Einladungen zu Partys, Geburtstagsfeiern oder Grillabenden. Wir wollen zwar gern auch dort clean essen, aber gleichzeitig den Gastgebern keine Mühe bereiten. Ich habe die besten Erfahrungen damit gemacht, dass ich ganz offen gefragt habe, was es zu essen gibt und ob ich selbst noch einen Salat, ein Dessert oder Ähnliches mitbringen kann. Die meisten freuen sich über den Vorschlag und du kannst im Vorfeld abklären, ob beim Essen etwas für dich dabei ist. Bestimmt gehen deine Familie und Freunde auf dich und deine Essensvorlieben ein, gerade wenn ihr vorher darüber sprecht und sie zu deinen Unterstützern gehören.

CLEAN EATING IM BÜRO BZW. BEI DER ARBEIT

Ich beobachte es sehr häufig: Viele Clean-Eating-Einsteiger nehmen sich als erste Veränderung ausreichend Zeit für ihr cleanes Frühstück, weil sie die Wichtigkeit der morgendlichen Stärkung für sich erkannt haben. Danach verlassen sie jedoch fluchtartig die Wohnung und eilen ohne weiteres Essen bewaffnet zu ihrer Arbeitsstelle. Geht es dir genauso? Bewusstes Frühstück ja, aber danach mal schauen, was kommt?

Ich denke, du wirst es anders angehen, wenn du dir Folgendes klarmachst: Die meisten von uns verbringen rund ein Drittel ihres Tages in ihrem Job außer Haus. Das ist sehr viel Zeit und darum verwundert es nicht, dass drei cleane Mahlzeiten in diese Zeitspanne fallen: der Vormittagssnack, das Mittagessen und der Nachmittagssnack. Diese Mahlzeiten wollen kreativ gestaltet sein, um uns den gesamten Tag über angenehm gesättigt und leistungsfähig zu halten. Leider sind jedoch viele Büros die reinsten Süßwarenläden: An jeder Besprechungsecke lauert eine nicht-cleane Versuchung in Form von Kuchen und Keksen. Daher ist es so wichtig, dass wir uns jeden Tag Gedanken darüber machen, wie und was wir im Laufe unseres Arbeitstages essen.

Damit wir nicht plötzlich ausgehungert zu Junkfood greifen, sollten wir die gute alte Brotbox mit cleanen Köstlichkeiten füllen. Ich habe manchmal sogar zwei Boxen dabei: eine für Snacks und eine für mein Mittagessen. Womit du deine Boxen am liebsten füllst, wirst du mit der Zeit selbst herausfinden. Ich habe jedoch auch einige Vorschläge für dich, sowohl für Snacks als auch dein Mittagessen:

- Oatmeal aus Haferflocken, Erdmandelmehl, getrockneten Beeren, Wasser und Co.
- Bunter Obstsalat mit gemahlener Vanille bestreut
- Ungesalzene Nüsse
- Avocado zum Löffeln mit Salz und Pfeffer

- Hart gekochtes Ei
- Hüttenkäse mit Tomaten, Kräutern, Salz und Pfeffer
- Gemüsesticks aus Möhren, Gurke, Paprikaschote und Co.
- Diverse Obstsorten wie Apfel, Birne, Banane, Aprikose etc.
- Magerquark mit frischen Beeren
- Gebratenes Gemüse mit Pesto
- Kalter Nudelsalat mit gebratenem Gemüse
- Sämtliche Gerichte vom Vortag, die gut kalt mitgenommen werden können
- Selbst gemachter Milchreis mit frischem Obst der Saison
- Chiapudding mit rohem Kakaopulver und Banane
- Schwarzbrot mit cleanem Brotaufstrich
- Cleane Reiswaffeln mit Nussmus

Das Zusammenstellen und Packen deiner Boxen kannst du bereits am Vorabend erledigen. Das bietet sich insbesondere an, wenn du frisch gekocht hast und am nächsten Tag die Reste als Mittagessen mitnehmen möchtest. Aber auch morgens vor der Arbeit geht das Boxenpacken schnell. Meistens brauche ich rund zehn Minuten dafür. Eine ebenso gute Idee ist das Ausloten von cleanen Essensmöglichkeiten in der Nähe oder direkt bei deiner Arbeitsstelle. So gibt es beispielsweise bei mir in der Kantine eine fantastische Salatbar mit allem, was mein Clean-Eating-Herz höherschlagen lässt. Aus diesem Angebot stelle ich mir fast jeden Mittag einen großen Salat zusammen. Häufig nehme ich gar kein Mittagessen mit, sondern nur meine Snacks. Finde auch du heraus, welche Möglichkeiten du in der Nähe für deine cleane Mittagspause hast.

CLEAN EATING IM RESTAURANT

Das Thema Restaurants bzw. generell »Außer-Haus-Essen« beschäftigt sehr viele, denn es erscheint gerade für Clean-Eating-Einsteiger zunächst als große Herausforderung, wenn wir unsere Mahlzeiten nicht selbst zusammenstellen können, sondern auf eine andere Küche angewiesen sind. Doch ich behaupte, dass es in wirklich jedem Restaurant ein weitestgehend cleanes Gericht gibt. Ein großer bunter Salat, eine Ofenkartoffel mit Kräuterquark, selbst gemachte Suppe, frischer Fisch mit gedünstetem Gemüse und selbst ein saftiges Steak mit Gemüsebeilagen gehören zum Clean-Eating-Speiseplan dazu. Also gehe deine Restaurantbesuche entspannt an! Wenn du dir nicht sicher bist, wie etwas zubereitet wird oder ob es wirklich selbst gemacht ist, dann frag bei der Bedienung nach. Ebenso kannst du in den meisten Restaurants deine Änderungswünsche äußern, ohne schräg angeschaut zu werden. Ich habe in den letzten Jahren sehr viele positive Erfahrungen damit gemacht und mich äußerst selten eingeschränkt gefühlt. Auch meine Lieblingslokale von früher besuche ich noch regelmäßig und finde immer etwas Leckeres zu essen, obwohl ich sehr gut auswähle und mittlerweile auf Fleisch und tierische Milchprodukte verzichte.

Natürlich kannst du deine nächsten Restaurantbesuche auch mal ganz anders angehen und dir gezielt neue Restaurants heraussuchen, die das Clean-Eating-Prinzip bereits leben. Ich habe in vielen Städten im In- und Ausland wunderbare Lokale entdeckt. Sie beziehen ihre Zutaten von regionalen Anbietern in Bioqualität und kochen sehr kreative, abwechslungsreiche Gerichte, von denen ich mir sogar für zu Hause noch etwas abschauen konnte.

CLEAN EATING AUF REISEN

»Ich bin dann mal weg!« heißt ein bekanntes Buch. Dieser Satz gilt für viele in puncto Clean Eating! Wenn sie auf Reisen sind, ist Clean Eating ganz schnell auch »mal weg aus dem Kopf«. Doch nach 14 Tagen Schlemmerurlaub fällt uns der Neustart ins cleane Leben umso schwerer. Warum nicht lieber auch im Urlaub am Ball bleiben?

Viele meiner Blogleser halten es gar nicht für möglich, sich auch auf Reisen clean zu ernähren. Das ist viel einfacher, als du vielleicht denkst, denn es blockiert dich wieder einmal nur ein falscher Glaubenssatz. Wenn du meinst, Clean Eating ist im Urlaub nicht machbar, lenkst du deinen Blick weg von den herrlichen gesunden Nahrungsmitteln und Gerichten, die jedes Land zu bieten hat. Behalte deinen cleanen Fokus bei, dann erschließt sich dir ein Paradies! Clean Eating mag im Urlaub anders sein als daheim, doch genau in dieser Andersartigkeit liegen viele Möglichkeiten für neue Erfahrungen. Das habe ich seit meinem cleanen Start auf allen Reisen immer wieder erlebt:

- Auf Hawaii konnte ich Ananas, Papaya und Kokosnüsse direkt von den Bäumen pflücken. Außerdem entdeckte ich dort ein leckeres Rezept für ein cleanes Banana Bread.
- Auf Mallorca gab es jeden Tag Märkte, auf denen Nüsse, Mandeln und Oliven aus der Region verkauft wurden. Darüber hinaus verwöhnte uns der Fincabesitzer mit frischen Eiern, Gemüse aus dem eigenen Garten und frisch gepresstem Orangensaft.
- Vom Gardasee stammen unglaublich saftige Pfirsiche, die sich prima zum Snacken tagsüber eignen. Und abends genoss ich in den Restaurants am Seeufer den leckersten fangfrischen Fisch.
- Die kleine Stadt Ubud auf Bali übertraf in puncto Clean Eating noch einmal alles. Ich aß dort fast jeden Tag ganz frisch, vegan oder sogar rohköstlich und habe zum ersten Mal in meinem Leben Weizengrassaft probiert.

Auf keiner einzigen Reise fiel mir Clean Eating schwer. Ganz im Gegenteil! Ich habe mich vielmehr an den neuen cleanen Nahrungsmitteln und Speisen berauscht und sogar einige Ideen mit nach Hause genommen. Wenn du deinen nächsten Urlaub planst, dann beschäftige dich neben den Sehenswürdigkeiten und Unterkünften auch gezielt mit regionalen Spezialitäten. Dazu gehören typische cleane Gerichte, Obst- und Gemüsesorten, Gewürze und Getränke, aber auch Restaurants, Cafés und Geschäfte. Ich suche mir drei, vier Lokalitäten heraus, die ich dann besuche. Und natürlich sind auch auf Reisen Ausnahmen erlaubt! Genieße italienisches Eis oder den saftigen Burger und kehre dann zum Clean Eating zurück. Solch einen Ausflug braucht unsere Seele auch auf Reisen ab und zu.

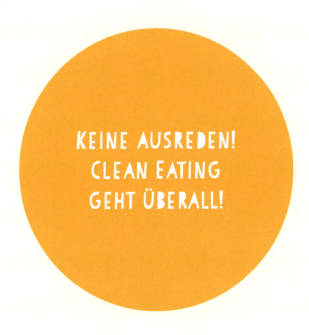

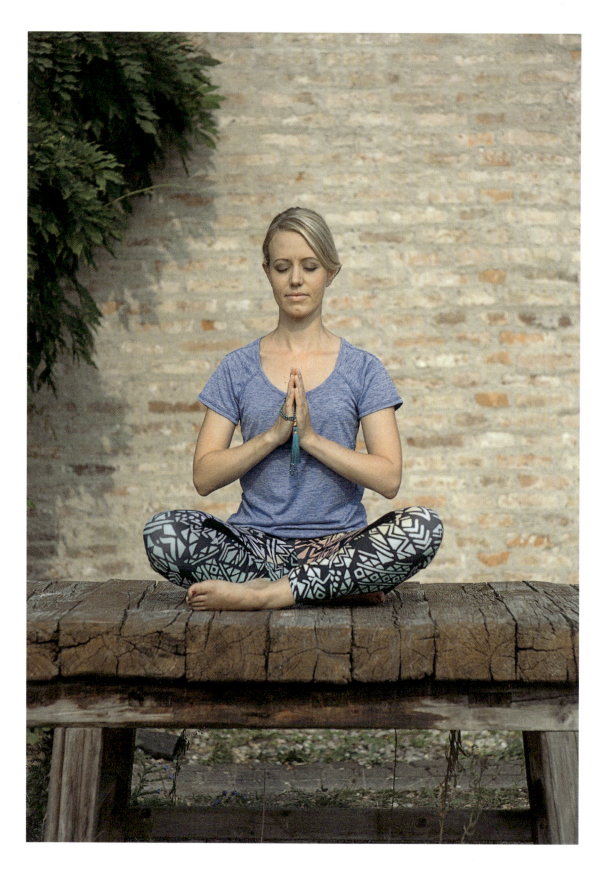

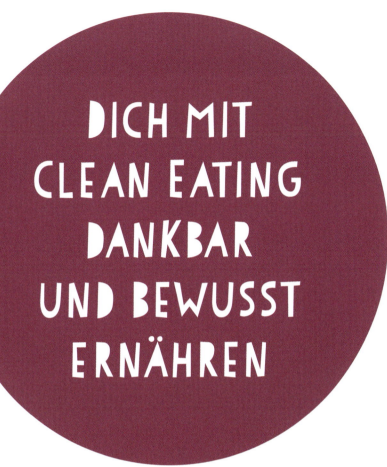

DICH MIT CLEAN EATING DANKBAR UND BEWUSST ERNÄHREN

»Tu deinem Leib etwas Gutes,
damit deine Seele Lust hat,
darin zu wohnen.«

Teresa von Ávila

Du weißt jetzt, wie Clean Eating funktioniert, hast genügend Tipps für deinen cleanen Start erhalten und bist gewappnet für deine persönlichen Herausforderungen im Alltag. Doch der aus meiner Sicht allerwichtigste Erfolgsbaustein fehlt noch, um mit Clean Eating dauerhaft dein Leben zu bereichern: eine veränderte innere Einstellung zu deiner Nahrung. Clean Eating ist mehr als nur gesundes Essen. Es reicht nicht aus, wenn wir uns zukünftig statt des mit Ei belegten Weißmehlbrötchens aus der Kantine zu Mittag einen großen nahrhaften Salat holen, diesen jedoch nebenbei am Schreibtisch mit wenigen Bissen herunterschlingen, während wir weiterarbeiten. Die Geschichte von Clean Eating handelt auch von Liebe, Dankbarkeit und tiefem Bewusstsein für unser Essen. In diesem Kapitel werde ich dir genau diese Aspekte deiner Ernährung vor Augen führen und dich mit gezielten Fragen zum Nachdenken anregen. Denn: Nur wer sich seiner bisherigen Verhaltensmuster bewusst ist, kann gezielt etwas zum Besseren verändern.

NAHRUNG IST LIEBE

Wir alle haben unterschiedliche Erfahrungen mit Ernährung in unserer Kindheit, über unsere Jugend bis hinein ins Erwachsenenalter gemacht. Diese gelernten, meist unbewussten Einstellungen prägen uns bis heute. Seit ich mich intensiv mit meiner Ernährung beschäftige und über meinen Blog mit vielen Hunderten von Menschen bezüglich Clean Eating in Kontakt gekommen bin, beobachte ich immer wieder zwei unterschiedliche Gruppen von Essern. Ich beschreibe sie etwas stereotypisch, um ihre grundsätzliche Einstellung zur Ernährung deutlich zu machen.

Die eine Gruppe isst völlig unbewusst und beschäftigt sich fast gar nicht mit ihrer Ernährung. Vertreter dieser Gruppe machen sich wenig Gedanken, ob ihr Essen gesund ist, woher es stammt und wie es sich auf ihren Körper auswirkt. Wenn sie etwas über Ernährung in den Medien erfahren, dann rückt dieses neue Wissen schnell wieder in den Hintergrund – entweder weil es sie nicht interessiert oder weil sie es gar nicht hören möchten. Beim Essen ist ihnen Genuss und Reichhaltigkeit wichtig. Sie schlagen auch gern mal über die Stränge, sodass ihnen der Magen wehtut oder sie unter Sodbrennen leiden. Sie stillen ihren Hunger häufig nebenbei.

Vertreter der zweiten Gruppe ticken ganz anders. Sie machen sich sehr viele Gedanken über ihre Ernährung, jedoch auf einer ganz anderen Ebene als beim Clean Eating. Diese Menschen kontrollieren ihr Essen sehr strikt, zählen Kalorien, wiegen ihre Mahlzeiten ab, halten strenge Diätpläne ein und rutschen manchmal sogar ungewollt in Essstörungen wie Bulimie oder Magersucht hinein. Ihr Essen bzw. die ständige Kontrolle des Essens ist ihnen äußerst wichtig.

So unterschiedlich die Gruppen sind, sie haben eines gemeinsam: Beide haben keine gute und natürliche Beziehung (mehr) zu ihrem Essen. Sie wertschätzen und lieben ihre Nahrung nicht. Die eine Gruppe geht völlig unbewusst mit ihrer Ernährung um. Die andere betrachtet die Nahrungsaufnahme als ein notwendiges Übel. Essen ist so negativ in ihrem Kopf assoziiert, dass sie es auf ein Mindestmaß reduziert oder am liebsten ganz einstellen würde (und manchmal sogar tut). Folgende Fragen solltest du dir jetzt stellen:

- Wie denke ich über mein Essen?
- In welchen Verhaltensweisen oder Einstellungen finde ich mich eher wieder?
- Liebe ich mein Essen?
- Bin ich dankbar für die Nahrung, die ich esse?

Ich gehörte früher eher der ersten Gruppe von unbewussten Essern an. Essen war für mich einfach Genuss. Wenn es mir schmeckte, war es gut, egal, was enthalten war und woher es stammte. Auch habe ich mich oftmals beim Abendessen ganz einfach überfressen, weil es die Belohnung meines harten Arbeitstages war. Doch auf meinem Weg zum Clean Eating gepaart mit meiner Yogaerfahrung habe ich ein besseres Bewusstsein über meine Nahrung erlangt. Dieses möchte ich dir im Folgenden vermitteln.

Dein Körper und du bilden eine lebenslange Einheit. Du bist untrennbar mit deinem Körper verbunden und mehr noch: Dein Körper ist dein bester Freund. Er verrichtet täglich seine Arbeit in Form von Millionen chemischer und physikalischer Prozesse. Er gibt sein Bestes, um deine Gesundheit zu erhalten und dir genügend Energie für deine Aktivitäten zu geben. Egal, ob es um anstrengende geistige oder schwere körperliche Arbeit geht. Doch dafür benötigt dein Körper vor allem eines: gute und ausreichende Nahrung. Die Nährstoffe aus Gemüse, Blattsalaten, Hülsenfrüchten, Obst, Nüssen, Eiern, Getreide und vielem mehr sind sein Treibstoff. Er braucht diesen Treibstoff für seine Arbeit und damit er dir deine Leistungen ermöglichen kann. Wünschst du dir nicht auch, dass er dich auf deinem gesamten Lebensweg so gut unterstützt und dass du jeden Morgen energiegeladen aufwachst, um die Herausforderungen des Tages meistern zu können? Dann übernimm die Verantwortung für deinen Körper und für dein Essen! Das größte Geschenk, das du deinem Körper kurzfristig und auf lebenslange Sicht zurückgeben kannst, ist natürliche Nahrung in bester, naturbelassener Qualität.

Beginne damit, dein Essen als eine stetige Liebeserklärung an deinen Körper zu betrachten. Mit jeder guten Mahlzeit erweist du deinem Körper Wertschätzung, Dankbarkeit und Liebe. Jedes Geschenk, das du machst, ist etwas Wertvolles, worüber sich der oder die Beschenkte freut. Genauso solltest du es auch bei deinem Körper und deiner Ernährung handhaben. Schenke deinem Körper den besten Treibstoff, damit er dich lebenslang auf deinem Weg unterstützt. Er hat ihn verdient!

Vielleicht fragst du dich nun, wie du dieses veränderte Bewusstsein erlangen kannst, wenngleich du so vielen Reizen und Einflüssen ausgesetzt bist, die dich vom Clean Eating wegführen. Mir hat auf meinem Weg eine starke Visualisierung geholfen, die ich noch heute anwende: Stell dir vor, dass dein Mund der Türsteher zu deinem Körper ist. Du entscheidest bei jedem Gericht, bei jedem Lebensmittel und bei jedem Bissen, ob es deinen Körper betreten darf oder nicht. Frage dich jedes Mal beim Essen:

- Ist dieses Essen echte Nahrung für meinen Körper?
- Gibt es ihm Energie?
- Versorgt es ihn mit Vitaminen, sekundären Pflanzenstoffen, Mineralien etc.?
- Wie fühlt das Essen sich in meinem Magen an?
- Tut ihm diese Nahrung gut?
- Wann bin ich satt und habe genug gegessen?

Diese Visualisierung und die begleitenden Fragen mögen dir zunächst seltsam vorkommen, doch wirst du dadurch mit der Zeit deutlich mehr Bewusstheit für deine Nahrung erlangen. Vertrau mir! Du bringst den Stein ins Rollen, denn durch dein verändertes Bewusstsein verändert sich auch deine Einstellung zum Essen. In dir tritt immer stärker der Wunsch zutage, deinen Körper wirklich gut und vielseitig zu ernähren und ihm dauerhaft den besten Treibstoff zu geben.

Lass deinen Türsteher mutiger werden und rigoros entscheiden! Tut dir diese Nahrung wirklich gut, dann darf sie gern in deinen Körper hinein. Ist es keine gute Nahrung, dann solltest du besser zweimal überlegen, ob sie deinen Körper betreten darf.

Doch sei dir dabei bewusst, dass nichts in Stein gemeißelt ist. Deine Ernährung wird sich immer wieder verändern, denn auch dein Körper und seine Bedürfnisse verändern sich. Vertraue diesem natürlichen Prozess hin zum lebenslangen Clean Eating und lass dich auf diese wunderbare, vielseitige Reise ein, die im Kern ein einziges Ziel hat: dass es dir gut geht!

WÄHLE DEINE LEBENSMITTEL BEWUSST AUS!

Einer der ersten und zugleich wichtigsten Punkte hin zu einem bewussteren Umgang mit deiner Ernährung betrifft die Auswahl und den Einkauf deiner Lebensmittel. Frage dich zunächst:

- Wo gehe ich einkaufen?
- Welche Lebensmittel kaufe ich ein?
- In welchen Mengen und in welcher Qualität kaufe ich ein?
- Achte ich besonders auf den Preis?
- Wie bewusst wähle ich meine Lebensmittel heute aus?

Ich habe bereits geschrieben, dass ich meine Lebensmittel am liebsten in kleinen Mengen und in Bioqualität auf Wochenmärkten oder in Hofläden kaufe. Dies tue ich nicht nur aus Überzeugung und gutem Glauben, dass ich dort möglichst cleane, naturbelassene Nahrungsmittel bekomme. Es hängt auch mit dem freudigen und bewussten Einkaufserlebnis zusammen.

Um mehr Bewusstheit für deine Nahrungsmittel zu erlangen, empfehle ich einen Besuch auf dem Wochenmarkt. Lass dich mit allen Sinnen auf dieses Erlebnis ein! Ich kann mich noch genau an mein erstes Wochenmarkt-Abenteuer erinnern. Mit fast kindlicher Neugier begutachtete ich die Auslage der Verkäufer. Ich schaute mir genau an, wie frischer Brokkoli, Spinat, Lauch etc. aussehen und drehte und wendete sie – teilweise zum ersten Mal – in meinen Händen. Ich schwelgte umher und konnte mich gar nicht sattsehen. Ebenso war der Geruch der frischen Nahrungsmittel auf dem Wochenmarkt eine Entdeckungsreise. Frische und vor allem saisonale Lebensmittel riechen ganz anders als im Gewächshaus aufgezogene Ware. Denk einmal an Erdbeeren und vergleiche ihren Geruch im Frühsommer und im Winter, dann weißt du, was ich meine. Zu beiden Jahreszeiten kannst du Erdbeeren kaufen, jedoch sind sie im Geruch und Geschmack nur im Frühsommer so einzigartig gut. Auf dem Wochenmarkt habe ich jedes Mal das Gefühl, dem Ursprung der Nahrungsmittel ganz nahe zu sein.

Gleichzeitig genieße ich es, dass ich bei diesen Einkaufsmöglichkeiten jedes einzelne Lebensmittel selbst auswählen kann. Hier gibt es keine im Dreierpack eingeschweißte Paprika zum Sonderpreis oder Champignons aus dem 400-Gramm-Plastikbehälter, der billiger ist, als wenn ich die Pilze lose kaufe. Das führt dazu, dass ich mich nach einem Wochenmarktbesuch nicht zu Hause ärgern muss, weil die Hälfte des Gemüses im unteren Teil der Verpackung zerquetscht oder faul ist. Außerdem kaufe ich auf dem Wochenmarkt tatsächlich nur so viel ein, wie ich benötige, und schmeiße deutlich weniger Lebensmittel weg. Auch dieser Gedanke gehört aus meiner Sicht zum Clean Eating: Kaufe lieber kleine Mengen in richtig guter Qualität und wähle das aus, was nur so vor Frische und Natürlichkeit strotzt. Verlasse dich dabei am besten auf dein Gefühl beim Anschauen, Tasten, Riechen und vielleicht sogar Probieren.

Eine Frage, die ich im Zusammenhang mit der Lebensmittelauswahl häufig gestellt bekomme, ist: Wie gehst du mit Fleisch, Tiermilch, Eiern und Fisch um? Das Clean-Eating-Konzept sieht keineswegs vor, dass du auf diese Lebensmittel verzichten sollst. Doch wird dich ein höherer Grad an Bewusstheit auch zu tiefer gehenden Überlegungen hinsichtlich deines Konsums an tierischen Produkten führen. So war es zumindest bei mir.

Ich habe mich intensiv mit dem Thema Massentierhaltung beschäftigt und von heute auf morgen beschlossen, für einige Monate kein Fleisch und keinen Fisch mehr zu essen. Ich wollte einfach wissen, wie sehr ich Fleisch und Fisch in meiner Ernährung brauchte. Der Verzicht auf Fleisch fiel mir überhaupt nicht schwer und ich bin bis heute dabei geblieben. Doch rund sechs Monate, nachdem ich aufgehört hatte, Fisch zu essen, begann ich, fast jede Nacht von Fisch zu träumen. Ich träumte ganz konkret davon, wie ich Fisch aß. Das war für mich das Signal, hochwertigen Fisch wie Lachs ganz bewusst zurück in meine Ernährung zu bringen. Also genieße ich heute zwei- bis dreimal pro Monat Fisch, und die Träume kamen seitdem nie wieder. Den Verzehr von Tiermilchprodukten und Eiern handhabe ich ähnlich. Wenn ich wirklich Hunger auf Eier, Quark, Joghurt etc. habe, dann esse ich sie auch. Ich höre dabei ganz bewusst auf meinen Körper und esse lediglich hochwertige Produkte, bei denen ich so gut es geht informiert bin, wo und wie genau die Tiere, die sie erzeugen, gehalten werden.

Niemand kann und sollte dir vorschreiben, wie du mit Fleisch, Fisch, Eiern und Tiermilchprodukten umgehen solltest. Entscheide selbst, aber experimentiere auch mal einige Wochen ganz bewusst ohne diese Nahrungsmittel, um zu sehen, wie es dir ergeht. Und wenn du weiterhin Fleisch, Fisch und Co. essen möchtest, dann wähle nur Produkte aus einer guten, artgerechten Tierhaltung und -verarbeitung aus.

VEGANE NUSSMILCH EINFACH SELBST HERSTELLEN

Nussmilch ist eine schmackhafte Alternative zu tierischer Milch, und es gibt sie bereits in diversen Variationen zu kaufen. Jedoch lässt sie sich auch mit wenigen Handgriffen und einem guten Hochleistungsmixer selbst herstellen: einfach die unbehandelten Nüsse mit der richtigen Menge Wasser (im Verhältnis 1 : 4 oder 1 : 5, sprich 1 Tasse Nüsse mit 4 bis 5 Tassen Wasser) in den Mixer geben und etwa 2 Minuten mixen, bis alle Nüsse zerkleinert sind. Die milchige Flüssigkeit durch ein Geschirrtuch in eine großen Schüssel abseihen, bis die Nussmilch sehr rein ist. Nun kannst du die Milch in eine verschließbare Flasche füllen und im Kühlschrank lagern. Sie hält sich gut gekühlt 3 bis 4 Tage. Vor dem Trinken gut schütteln, da sich immer etwas absetzt.

Tipp: Falls die Nüsse für deinen Mixer zu hart sind und du kein gutes Ergebnis erhältst, solltest du die Nüsse vorher einige Stunden in Wasser einweichen.

BEREITE JEDE MAHLZEIT MIT HINGABE ZU!

Nachdem du deine Lebensmittel bewusst eingekauft hast, kommt der nächste logische Schritt: die bewusste Zubereitung und das liebevolle Anrichten deiner Mahlzeiten. Mache auch hier zunächst eine Bestandsaufnahme und frage dich:

- Wie bereite ich meine Mahlzeiten heute zu?
- Von welchen Tellern serviere ich mein Essen?
- Wie verpacke ich meine Mahlzeiten für unterwegs?
- Klatsche ich mein Essen achtlos auf einen Teller oder serviere ich es liebevoll?

»Das Auge isst mit« ist nicht nur ein alter Spruch von Gourmet-Köchen, sondern eine Tatsache, die bereits in einer Vielzahl von wissenschaftlichen Untersuchungen belegt wurde. Unser Auge isst tatsächlich mit, denn unser Bild einer Mahlzeit beeinflusst in großem Maße, was wir von ihr geschmacklich erwarten. Durch das liebevolle Zubereiten und Anrichten der Speisen auf einem schönen Teller suggerieren wir uns selbst, dass wir uns auf eine köstliche Mahlzeit freuen können. Diese Bewusstheit programmiert uns auf Genuss und bringt uns gleichermaßen dazu, dass wir uns mehr Zeit für unser Essen nehmen. Wir wertschätzen unser Essen und damit letztendlich uns selbst. Es ist eigentlich seltsam: Wenn wir Gäste bekommen oder im Restaurant essen, gehört für uns das liebevolle Anrichten wie selbstverständlich dazu. Nur für uns zu Hause verzichten wir häufig auf diesen so wichtigen Aspekt. Grund genug, dies zu ändern, denn ein lieblos zusammengeklatschtes Sandwich heißt nicht viel mehr als: »Ich nehme mir keine Zeit für mein Essen. Ich schlinge es schnell herunter, damit mein Magen nicht mehr knurrt.«

Um dich liebevoller um die Zubereitung und das Anrichten deiner Mahlzeiten zu kümmern, musst du keinen Kurs belegen und kein Gourmet-Koch werden. Bereits mit ein paar einfachen Maßnahmen erfreust du deine Augen und bringst deinem Essen mehr Bewusstheit und Wertschätzung entgegen.

Tipp 1: Serviere deine Mahlzeiten auf schönem Geschirr! Sortiere alte und kaputte Teller aus und benutze für dein Essen zukünftig nur noch hübsche Teller, von denen du gern essen magst. Verstehe selbst deinen Teller als ein Zeichen der Wertschätzung für dich und dein Essen.

Tipp 2: Räume deine Küche bereits während des Kochens auf! Hast du dir schon einmal angeschaut, wie es dort nach dem Kochen aussieht? Bei mir sah es nach einer Kochsession meist total chaotisch aus. In dieser Umgebung fiel es mir schwer, einen schönen Teller mit den gekochten Leckereien toll anzurichten. Daher habe ich mir angewöhnt, so viel wie möglich zwischendurch aufzuräumen und zu säubern. So kann ich mit mehr Hingabe mein Essen nach dem Kochen anrichten.

Tipp 3: Wische deinen Teller vor dem Servieren noch einmal ab! Jedem guten Koch passiert es beim Anrichten, dass etwas verkleckert wird. Säubere insbesondere die Ränder, wenn du alles auf deinem Teller platziert hast. So macht es auch der Profi.

Tipp 4: Garniere deine Mahlzeiten kreativ mit Kräutern, Sprossen oder Gewürzen! Auch in diesem Punkt kannst du von den Profis lernen. Im Restaurant werden Mahlzeiten gerne mit Gewürzen, Kakaopulver, frischen Sprossen oder Kräuterzweigen garniert. Seitdem ich meine Mahlzeiten häufig vor dem Essen fotografiere und als Inspiration auf Instagram stelle, achte ich sehr darauf und profitiere natürlich genauso von meiner hübsch angerichteten Speise. Betrachte selbst ein Alltagsgericht als kleines, von dir geschaffenes Kunstwerk und verziere es entsprechend.

Tipp 5: Decke deinen Tisch liebevoll ein, auch wenn du allein isst! Natürlich sollte nicht nur dein Essen auf dem Teller hübsch aussehen, sondern auch der Platz, an dem du isst. Tischsets oder ein Tischtuch, ordentlich platziertes Besteck, Servietten, vielleicht noch Salz- und Pfefferstreuer oder ein Ölkännchen sowie eventuell eine Kerze oder Blumen machen deinen Esstisch schöner und bieten deiner mit so viel Liebe gekochten Mahlzeit den perfekten Rahmen.

ISS JEDE MAHLZEIT GANZ BEWUSST!

Nach dem bewussten Einkaufen, Zubereiten und Servieren folgt der letzte und zugleich wichtigste Aspekt: das bewusste Essen deiner Mahlzeit. Nichts ist so entscheidend wie die Bewusstheit beim Essen selbst. Das Genießen der Nahrung. Sei auch hier ehrlich zu dir selbst und mache eine Bestandsaufnahme:

- Wie steht es bei mir in diesem Punkt?
- Genieße ich wirklich jede Mahlzeit?
- Wie viel Zeit nehme ich mir für mein Essen?
- Wie schnell oder langsam esse ich?
- Bin ich dankbar für mein Essen?

Wenn du noch zu den unbewussten Essern gehörst, dann bist du in guter Gesellschaft. Geh nur einmal zur Rushhour in eine größere Stadt und schau dir an, wie viele Menschen ihre Nahrung unbewusst herunterschlingen. Hier das Stück Pizza, dort der Berliner und als Nächstes die Cola oder der Latte macchiato im Pappbecher. Doch selbst bei Menschen, die sich bereits clean ernähren, beobachte ich häufiger das Nebenbei-Essen. Sie trinken einen grünen Smoothie im Auto auf dem Weg zur Arbeit oder essen im Nullkommanichts ihren mitgebrachten Salat zu Mittag aus der Box, während sie weiter am Computer arbeiten. Das passt nicht zusammen!

Zu einer bewussten, cleanen Ernährung gehört ebenfalls die bewusst genommene Zeit für das Essen. »Wenn du isst, dann iss, aber nicht mehr.« Das ist ein schöner Leitsatz für mich geworden. Er stammt übrigens ebenfalls aus dem Yoga. Bei vielen Tätigkeiten ist es für uns selbstverständlich, dass wir nichts anderes nebenbei machen, aber Essen ist in unserer Gesellschaft zu einer Nebenbeschäftigung geworden. Ich selbst ertappe mich auch immer mal wieder dabei. Entweder beginne ich achtsam zu essen und lasse mich dann von irgendetwas ablenken, sodass meine Aufmerksamkeit nicht mehr bei mir und meiner Nahrung liegt. Oder ich nehme mir einfach keine Zeit für meine Mahlzeit. Beides kommt vor und beides hat zur Folge, dass ich mich dann zwar clean, aber unbewusst und beiläufig ernähre. Wenn es bei dir genauso sein sollte, hast du jetzt die Chance, dies zu ändern. Mit jeder Mahlzeit kannst du wieder ganz bewusst zu dir und deinem Essen zurückkehren und dich im Genießen üben. Egal, ob du im Büro bist, mit Freunden im Restaurant oder allein an deinem Esstisch speist. Nimm dir für jedes Essen eine bewusste Auszeit! Leg dein Smartphone weg, lass dich nicht von Kollegen ablenken, sieh nicht nebenbei fern und lies kein Buch! Genieße einfach nur dein Essen!

Ein sehr schönes Ritual, um sich so richtig einzustimmen, ist eine kleine Dankbarkeitsübung, die ich vor dem Essen praktiziere. Schaue für einige Sekunden bewusst auf deine Mahlzeit und bedanke dich im Stillen dafür, dass du nun solch ein schönes Essen genießen darfst. Denk an die Zutaten, die dafür verwendet wurden. Denk an den oder die Menschen, die es für dich zubereitet haben. Wenn du es selbst warst, dann danke auch dir und freue dich in dieser stillen Sekunde auf den bevorstehenden Genuss! Dankbarkeit ist ein ganz wichtiger Schatz, den ich in meiner Yogapraxis gelernt habe. Sie verändert deinen Fokus hin zum wertschätzenden Denken und entschleunigt dich gleichzeitig; so wirst du nicht sofort alles achtlos verschlingen.

Anschließend zelebriere dein Essen und genieße jeden Bestandteil deiner Mahlzeit mit allen Sinnen! Beginne mit den Augen und betrachte die Mahlzeit auf deinem Teller, nimm ihren Geruch wahr, lausche dem Geräusch des Kauens, spüre ihre Konsistenz in deinem Mund und lass ihren Geschmack auf deiner Zunge zergehen. Wenn du dein Essen so intensiv genießt, bist du ganz im Hier und Jetzt! Du brauchst für den Moment gar nicht mehr und willst auch nichts anderes nebenbei tun. Du bist ganz bei dir und deinem Essen. Glaub mir, das tut wahnsinnig gut und du musst es nur üben! Vielleicht gelingt es dir nicht von Anfang an oder noch nicht bei jeder Mahlzeit, aber Übung macht auch im bewussten Genießen den Meister.

Und nicht nur du profitierst von der Bewusstheit und Entschleunigung beim Essen. Auch dein Magen und dein Verdauungstrakt werden es dir danken. Indem du dir mehr Zeit für dein Essen – also für jeden Bissen – nimmst, kaust du automatisch länger und intensiver. Gründliches Kauen (20- bis 30-mal pro Bissen) und das etappenweise Herunterschlucken deiner Nahrung eröffnet eine neue Geschmackswahrnehmung und fördert in erheblichem Maße die anschließende Nahrungsverwertung.

Die offensichtlichen Gründe habe ich dir nun genannt, warum auch du ein Meister im bewussten Essen werden solltest. Jedoch gibt es noch einen weiteren unschlagbaren Grund: Du bekommst deutlich weniger Lust auf Fast Food und ungesundes Essen. Das glaubst du nicht?! Dann lass dich auf folgendes Gedankenexperiment ein:

Stell dir mit allen Sinnen vor, wie du genüsslich auf einem nach Frittierfett riechenden, lieblos zusammengeklatschten, pappigen Schnitzelbrötchen 30-mal herumkaust, obwohl sich der Geschmack schon nach zehnmaligem Kauen in nichts aufgelöst hat und nur noch eine neutrale, fettige Pampe an deinem Gaumen zurückbleibt. Dankbares, bewusstes Genießen eines schlechten Essens funktioniert einfach nicht und du wirst dich in diesem Moment nach einer richtigen cleanen Mahlzeit aus frischem Gemüse, würzigen Kräutern, jungen Kartoffeln und hochwertigem Fleisch oder Ähnlichem sehnen. Noch ein Grund mehr, dir genau dieses Essen zu gönnen!

ERLERNE DEIN NATÜRLICHES HUNGER- UND SÄTTIGUNGSGEFÜHL NEU!

Warum isst du? Wenn ich dich das frage, wirst du mich im ersten Augenblick stirnrunzelnd anschauen. Jeder Mensch würde automatisch sagen: »Was ist das für eine Frage?! Weil ich Hunger habe.« Doch genau hierin liegt ein Missverständnis in unserer Gesellschaft. Wenn es tatsächlich so wäre, dass alle Menschen immer nur dann essen, wenn sie ihrem natürlichen Hungergefühl folgen und mit dem Essen aufhören, wenn sie wirklich satt sind, dann würde es wohl keine übergewichtigen Menschen in unseren Industrienationen geben.

Die Wahrheit sieht jedoch anders aus: Die Zahlen des Statistischen Bundesamts aus dem Jahr 2014 belegen, dass 52 Prozent der Erwachsenen in Deutschland übergewichtig sind. Als übergewichtig gilt, wer einen Body-Mass-Index (BMI) über 25 aufweist. Die Untersuchung zeigte auch, dass Männer stärker von Übergewicht betroffen sind als Frauen. Im Jahr 2013 waren 62 Prozent der Männer und 43 Prozent der Frauen zu dick. Zahlreiche weitere Untersuchungen zum Thema Übergewicht sind zu ähnlichen Ergebnissen gekommen. Und auch für die Zukunft wird aus wissenschaftlicher Sicht keine Besserung dieses Trends erwartet. Wissenschaftler vom Rostocker Zentrum zur Erforschung des Demografischen Wandels prognostizieren einen Anstieg der Zahl an Fettleibigen hierzulande bis 2030 um 80 Prozent. Das sind erschreckende Zahlen.

Warum gibt es so viele Menschen allein in Deutschland, die kein natürliches Verhältnis mehr zu ihrer Ernährung haben und zu viel essen? Die Ursachen sind natürlich sehr individuell und ich möchte keineswegs Pauschalaussagen hierzu treffen. Jedoch sehe ich einen grundlegenden Zusammenhang zwischen Übergewicht und dem unbewussten Umgang mit unserer Nahrungsaufnahme. Wir haben schlichtweg verlernt, auf unser angeborenes Hunger- und Sättigungsgefühl zu hören und genau dann zu essen, wenn unser Körper Nahrung benötigt bzw. aufzuhören, wenn er genügend bekommen hat.

Ich gebe zu, auf sein inneres Körpergefühl zu achten, ist in der heutigen Zeit nicht leicht. Besonders in den Industrienationen leben wir im absoluten Überfluss. An jeder Straßenecke werden Nahrungsmittel angeboten. Zu jeder Tages- und Nachtzeit können wir am Drive-in-Schalter eines Schnellrestaurants noch schnell etwas zu essen kaufen. Und unsere strukturierten, oftmals strikt getakteten Tagesabläufe zwischen Arbeit, Familie und Freizeit geben uns häufig feste Essenszeiten vor. Es wird gegessen, wenn es Zeit ist und nicht wenn wir hungrig sind.

Doch es ist keineswegs hoffnungslos. Egal, an welchem Punkt du gerade mit deinem Gewicht stehst, du kannst deine aktuellen Verhaltensmuster in puncto Ernährung erkennen und neu erlernen, deinem Körpergefühl die Kontrolle über deine Mahlzeiten zu geben. Wenn du allerdings stark übergewichtig bist und bereits gesundheitliche Probleme hast, solltest du unbedingt zusätzlich einen guten Arzt konsultieren. Dennoch werden dir auch die folgenden Überlegungen und Tipps auf deinem Weg zum Wohlfühlgewicht helfen. Es handelt sich dabei nicht um typische Abnehmtipps, wie du sie in vielen Ratgebern findest. Mein Ansatz führt dich mit Bewusstheit und einem verbesserten Körpergefühl zu einem natürlichen Essverhalten mit der für dich richtigen Menge und Abwechslung an Nahrung.

Mach dir zunächst einmal einen einfachen Aspekt bewusst: Nahrungsaufnahme bedeutet auf physikalischer Ebene Energieaufnahme. Wenn du noch nicht zu deinem Wohlfühlgewicht gefunden hast, mit dem du dich rundum gesund, fit und zufrieden fühlst, sondern dich noch einige Kilos belasten, führst du deinem Körper vermutlich zu viel Energie über den Tag verteilt zu. Die beiden wichtigsten Stellschrauben für die richtige Menge an Nahrung sind dein dir angeborenes und häufig verlerntes Hunger- und Sättigungsgefühl. Beginne damit, dir in den nächsten Tagen dein natürliches Hungergefühl einmal ganz bewusst zu machen und zu erspüren, wann du wirklich hungrig bist. Folgende Fragen helfen dabei:

- Wie fühlt sich mein Hunger körperlich an?
- Wie wirkt er sich mental auf mich aus?
- Habe ich überhaupt jemals Hunger oder komme ich ihm schon mit der nächsten Mahlzeit zuvor?
- Wie oft esse ich etwas, obwohl ich gar keinen Hunger verspüre?
- Nach welchen Mahlzeiten bin ich ganz schnell wieder hungrig?
- Welche Nahrungsmittel bereiten mir richtigen Heißhunger?

Das Clean-Eating-Konzept sieht vor, dass du alle drei bis vier Stunden eine kleine Mahlzeit oder einen Snack isst. Das ist keine lange Zeitspanne. Daher solltest du auch erst nach drei bis vier Stunden wieder Hunger verspüren. Wenn du vorher ein vermeintliches Hungergefühl verspürst, dann trinke ein Glas stilles Mineralwasser und spüre in dich hinein. Viele Menschen verwechseln Durst mit Hunger und essen fälschlicherweise, obwohl ihr Körper eigentlich nur nach Flüssigkeit verlangt. Aber sei auch gleichermaßen ehrlich zu dir. Wenn du tatsächlich echten Hunger und ein Magenknurren verspürst, dann gibst du deinem Körper die benötigte Nahrung und enthältst sie ihm nicht vor, weil du Kalorien einsparen und abnehmen willst. Das bringt dein natürliches Körpergefühl nur wieder durcheinander.

Kommen wir nun zum natürlichen Sättigungsgefühl – der zweiten Stellschraube auf dem Weg zum Wohlfühlgewicht. Es ist kein Geheimnis, dass wir in unserer Gesellschaft tendenziell zu viel essen. Das kannst du wunderbar beobachten, wenn du in ein Restaurant mit All-you-can-eat-Büfett gehst. Mit genussvollem Essen bis zur normalen Sättigung hat das nichts mehr zu tun. Aber so muss es nicht sein, denn du kannst lernen, dein natürliches Sättigungsgefühl zu erspüren, bevor du mal wieder viel zu viel isst und dich anschließend unangenehme Beschwerden plagen.

Wenn du die nächsten Mahlzeiten zu dir nimmst, widme dich intensiv deinem natürlichen Sättigungsgefühl. Du wirst es am besten spüren, wenn du dir ausreichend Zeit nimmst, langsam isst und gut kaust. Spüre im Verlauf jeder Mahlzeit in dich hinein:

- Wie voll ist mein Magen bereits?
- Wie fühlt sich diese Menge an Nahrung in meinem Magen an?
- Wie viel habe ich noch auf meinem Teller?
- Was wäre, wenn ich jetzt aufhören würde zu essen? Wäre ich gut gesättigt oder fehlte mir noch Nahrung?
- Wie fühlt sich mein Magen an, wenn ich zu viel gegessen habe? Welche Beschwerden treten dann ein?

Mit dieser genauen Überprüfung deines Sättigungsgrades tastest du dich Stück für Stück an die optimale Essensmenge heran, die du für deine aktuelle Mahlzeit brauchst. Ich weiß, dass das nicht von heute auf morgen passiert. Du brauchst ein wenig Geduld und viel Übung. Doch dein natürliches Sättigungsgefühl wird dir – wenn du es trainierst – ein immer verlässlicherer Indikator sein, wie viel du essen solltest, um satt, aber nicht übersättigt zu sein. Für die Übergangszeit habe ich einige hilfreiche Tipps.

Im Yoga widmet sich ein Aspekt der Mäßigung, und das gilt auch für die Nahrung. Es wird empfohlen, so viel zu essen, bis der Magen zu zwei Dritteln gefüllt ist. Ich empfinde dies für mich persönlich als sehr angenehm. Ich fühle mich mit dieser Menge gut gesättigt, aber nicht überfüllt. Gerade im Clean Eating, wo ich sowieso alle drei bis vier Stunden esse, ist die Zwei-Drittel-Regel bei den drei Hauptmahlzahlzeiten (nicht bei den Snacks) eine sehr gute Richtgröße.

Ein weiteres Hilfsmittel, mit dem du deine Essensmenge bewusst beeinflussen kannst, ist die Tellergröße sowie die Füllmenge deines Tellers. Wenn du einen normal großen Essteller nimmst und diesen sehr vollhäufst, wirst du auch tendenziell zu viel essen. Wählst du jedoch einen kleineren Kuchenteller für deine Hauptmahlzeit aus und füllst diesen gut, dann ist die vor dir liegende Nahrungsmenge automatisch kleiner. Hinzu kommt, dass du dich von dem alten Kindermärchen »Nur wenn du aufisst, scheint morgen die Sonne« verabschieden darfst. Natürlich wissen wir als Erwachsene, dass das nicht stimmt, jedoch befolgen viele aus alter Gewohnheit immer noch diese Regel und essen brav auf, obwohl sie längst satt sind. Iss in Zukunft nur noch für dich!

Und als dritten Punkt möchte ich dir ans Herz legen, wirklich jede Mahlzeit nicht nur bewusst zu genießen, sondern auch für dich als Mahlzeit zu registrieren. Der Grund ist einfach: Wenn du dich während des Essens mit etwas anderem ablenkst, registriert dein Gehirn nicht bewusst, dass du etwas gegessen hast. Es ist daher ein guter Tipp, gerade zu Beginn des Clean Eating ein Ernährungstagebuch zu führen und dich an jede Mahlzeit des Tages zu erinnern. So bekommst du ein gutes Gespür dafür, was und wie viel du gegessen hast. Notiere dir dazu, wie gut dir das Essen bekommen ist, wie satt du hinterher warst und wie schnell dein Hunger zurückgekehrt ist.

Dein natürliches Hunger- und Sättigungsgefühl neu zu erlernen wird dich einen ganz großen Schritt in Richtung deines Wohlfühlgewichts bringen. Auch wenn es dir anfangs schwerfällt, langsam zu essen oder dich deine üblichen Heißhungerattacken plagen, lohnt es sich, am Ball zu bleiben. Sobald dir dein Körper klar signalisiert, wann er hungrig und wann er satt ist, und du ihm die entsprechende gute Nahrung gibst, werdet ihr zu einem starken Team. Dann brauchst du auch keine Portionsangaben mehr und kannst sogar langfristig auf deine Körperwaage verzichten. Ich wiege mich nur alle paar Monate und stelle immer wieder fest, dass mein Gewicht seit Jahren auf einem gleichen Niveau bleibt, ohne dass ich explizit darauf achte. Und auch dein Gewicht wird sich mit Clean Eating und der nötigen Bewusstheit langfristig dort einpendeln, wo du dich gesund, fit und zufrieden fühlst, weil du deinem Körper intuitiv die richtige Menge und Abwechslung an Nahrung gibst. Nicht mehr und nicht weniger.

CLEANER HEISSHUNGER-SNACK
FÜR DEN SÜSSEN ZAHN

Wenn dich unbändiger Heißhunger doch einmal überwältigt, dann habe ich ein perfektes Notfallrezept für dich. Dieser cleane Snack aus drei einfachen Zutaten stillt deinen Heißhunger in nur 15 Minuten.

Zutaten für den Heißhunger-Snack:
- etwas Kokosfett
- 1 reife Banane
- ca. 1 EL Mandelmus
- rohes Kakaopulver zum Bestreuen

Eine kleine Auflaufform mit etwas Kokosfett einfetten. Die Banane schälen, in dünne Scheiben schneiden und in der Auflaufform verteilen. Auf jede Bananenscheibe einen Klecks Mandelmus geben und mit etwas Kakaopulver bestreuen. Die Form bei 160 °C Umluft 10 Minuten in den vorgeheizten Ofen geben. Den Snack leicht abkühlen lassen und lauwarm genießen. Süß, nahrhaft und clean!

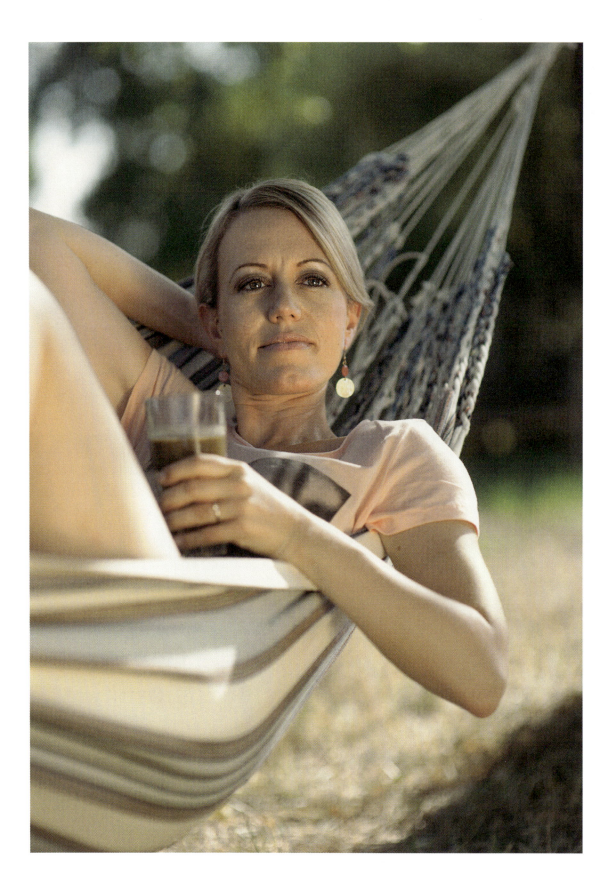

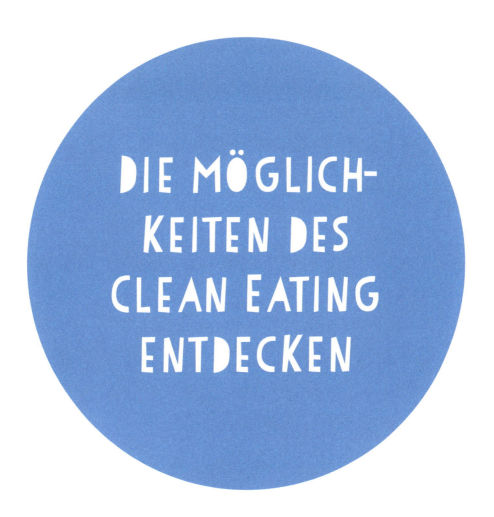

DIE MÖGLICHKEITEN DES CLEAN EATING ENTDECKEN

»Das Leben ist eine große Leinwand.
Bemale sie, so bunt du kannst.«

Danny Kaye

Wenn du in das Clean-Eating-Konzept eintauchst und es Stück für Stück in dein Leben integrierst, eröffnet sich dir eine ganz neue Welt. Du wirst auf deiner Reise neues Wissen erlernen, neue Nahrungsmittel kennenlernen, andere Einkaufsquellen entdecken, Rezeptideen sammeln, bisher unbekannte Zubereitungsarten ausprobieren, außergewöhnliche Aromen erleben, dich mit anderen Menschen über deine Erfahrungen austauschen und von überall weitere Inspirationen erhalten. Die cleanen Möglichkeiten sind unendlich und auch ich habe längst nicht alle entdeckt und ausprobiert!

So schön das ist, manchmal überfordert uns genau diese Vielfalt an Möglichkeiten. Besonders Clean-Eating-Einsteiger möchten anfangs gern von mir wissen: »Welche Topempfehlungen kannst du mir geben, die aus deiner Erfahrung definitiv zum Clean Eating dazugehören und mein Leben bereichern werden?« Ich habe meine TOP 5 für eine cleane Ernährung herausgefiltert. In diesem Kapitel bekommst du zu jedem dieser fünf Aspekte in Kürze die wichtigsten Fakten und Tipps dargelegt, damit du sie hinterher selbst ausprobieren und bestenfalls auch in deinen Alltag integrieren kannst. Aber sei dir immer bewusst: Die cleane Welt bietet noch so unendlich viel mehr …

DER TÄGLICHE GRÜNE SMOOTHIE

Wenn ich dir nur einen einzigen Tipp für eine gesunde Ernährung geben dürfte, dann wäre es der, grüne Smoothies zu trinken. Ich trinke nun seit mehreren Jahren jeden Morgen einen großen selbst gemixten Smoothie aus Obst, Gemüse, Pflanzengrün, etwas Flüssigkeit und Superfoods und ich will und werde nicht mehr darauf verzichten. Aus meiner Sicht ist der grüne Smoothie einer der wichtigsten Beiträge für unsere Gesundheit und sollte darum auch fester Bestandteile deiner täglichen cleanen Ernährung sein.

„One green Smoothie a day keeps the doctor away." Wenn du dir angewöhnst, täglich einen großen grünen Smoothie zu trinken, wirst du mit der Zeit deutliche gesundheitliche Verbesserungen in deinem Leben spüren. Die Vielfalt an Vitaminen, Mineralstoffen, sekundären Pflanzenstoffen und Spurenelementen, die insbesondere im Pflanzengrün steckt, macht den Unterschied zu herkömmlichen Smoothies. Du fühlst dich wacher und fitter. Du hast mehr Energie über den gesamten Tag. Dein Stoffwechsel wird angekurbelt. Dein Hautbild verbessert sich. Gleichzeitig wirken sich die Inhaltsstoffe positiv auf dein Immunsystem aus, reinigen dein Blut und regulieren deine Verdauung. Damit sind längst nicht alle gesundheitlichen Vorzüge erwähnt, doch ich denke, du bekommst schon jetzt eine Ahnung davon, wie gut die Smoothies dir tun werden. Gerade wenn du es schwierig findest, jeden Tag ausreichend Obst, Gemüse und Blattsalate zu essen, um deinen Bedarf an Nährstoffen zu decken, sind grüne Smoothies die perfekte Mahlzeit. Ja genau, ein großer, grüner Smoothie ist tatsächlich eine richtige vollwertige Mahlzeit, obwohl du ihn nicht mal kauen musst. Durch den Mixvorgang werden alle Bestandteile sehr gut zerkleinert, was unseren Magen und Verdauungstrakt erheblich entlastet und den grünen Smoothie gut bekömmlich macht. Gleichzeitig sind aber in jedem grünen Smoothie – anders als bei Säften – alle Bestandteile der Nahrung wie Pflanzenfasern, Kohlenhydrate, Proteine, Fette und Ballaststoffe vollständig enthalten, was ihn so sättigend macht.

Die Zubereitung ist kinderleicht. Etwa 60 Prozent deines grünen Smoothies sollten aus Obst bestehen und die restlichen 40 Prozent sind für Pflanzengrün und Gemüse reserviert. Dazu kommen noch etwas Flüssigkeit sowie gesunde Öle für die bessere Vitaminaufnahme. Im Grunde benötigst du für deine grünen Smoothies gar keine Rezepte, wenn du dich an die 60-40-Grundregel hältst. Du kannst ganz einfach nach dem Baukastensystem vorgehen und dir täglich einen neuen grünen Smoothie kreieren – mit dem Obst, Gemüse und Pflanzengrün, welches du eingekauft, selbst im Garten oder auf dem Balkon angebaut oder manchmal auf deinem Wald-und-Wiesen-Spaziergang gefunden hast (Wildkräuter). Anschließend kommen alle Zutaten in den Hochleistungsmixer und werden in etwa einer Minute zu einem leckeren, homogenen Getränk gemixt.

MAL ANDERS: GREEN SMOOTHIE BOWL UND GREEN SMOOTHIE WASSEREIS

Die richtige Konsistenz deines grünen Smoothies zufriedenstellend zu mixen, erfordert ein bisschen Mixerfahrung. Je nach Auswahl deiner Zutaten benötigst du mal mehr, mal weniger Flüssigkeit. Doch es gibt von mir an dieser Stelle noch zwei Ideen, die ideal sind für zu dickflüssig bzw. dünnflüssig geratene Smoothies.

Bei sehr dickflüssigen grünen Smoothies gebe ich gern noch Avocado und Leinsamen in den Mixer, um sie so richtig cremig und löffelbar zu machen. So erhalte ich eine Green Smoothie Bowl, die ich mit gehackten Nüssen und Haferflocken zu einer richtig nahrhaften Mahlzeit aufpeppe. So eine Bowl musst du unbedingt probieren!

Ebenso wie das erfrischende Green Smoothie Wassereis: Besonders dünnflüssige Green Smoothies eignen sich bestens, um sie in einer Eisform einzufrieren und später als Wassereis zu genießen. Gerade im Hochsommer ist dies ein absolutes »Must-Eat«!

Baukasten für deine grünen Smoothies

OBST
- Banane
- Apfel
- Birne
- Heidelbeere
- Johannisbeere
- Erdbeere
- Kirsche
- Kiwi
- Mango
- Ananas
- Papaya
- Orange
- Grapefruit
- Melone
- Pfirsich
- Nektarine
- Weintraube

PFLANZENGRÜN
- Frischer Spinat
- Frisches oder pulverisiertes Weizengras
- Frisches oder pulverisiertes Gerstengras
- Feldsalat
- Eisbergsalat
- Rucola
- Chicorée
- Radicchio
- Grünkohl
- Pflücksalat
- Radieschengrün
- Möhrengrün
- Löwenzahnblätter
- Brennnesselblätter
- Minze
- Koriander
- Basilikum

GEMÜSE
- Gurke
- Tomate
- Paprikaschote
- Avocado
- Staudensellerie
- Rote Bete

GESUNDES FETT (ca. 1 TL pro 700 ml Smoothie):
- Kokosöl
- Leinöl
- Hanföl
- Walnussöl

FLÜSSIGKEIT (ca. 200 ml pro 700 ml Smoothie):
- Stilles Mineralwasser
- Nussmilch
- Kokoswasser
- Kalter Tee

Gehe bei deinen ersten Mixversuchen mit wenigen Zutaten ans Werk und finde heraus, was dir wirklich gut schmeckt und was dir derzeit noch »zu grün« im Geschmack ist. Es braucht ein wenig Eingewöhnungszeit! Eine Banane, ein Apfel, ein Glas Flüssigkeit sowie zwei Handvoll Spinatblätter sind ein guter Einstieg, um auf den Geschmack zu kommen.

Dann kannst du mutiger werden und dir deine grünen Smoothies irgendwann ganz nach Gusto zusammenstellen. Schließlich gibt es eine enorme Vielfalt an Blattsalaten, Obst und Gemüse. Trau dich, eigene Kreationen zu entwickeln, und lass dich dabei ruhig von meinen drei Lieblingsrezepten (siehe rechts) inspirieren.

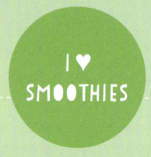

1. TROPISCHER TRAUM IN GRÜN (2 GLÄSER)

2 Handvoll frische Spinatblätter • 1 Banane • 1 Mango • ½ Papaya (entkernt) • 1 EL Kokosflocken • 200 ml Kokoswasser

Alle Zutaten vorbereiten – je nach Sorte waschen bzw. schälen. In den Hochleistungsmixer geben und zu einem cremigen Smoothie mixen. Herrlich! Ich liebe grüne Smoothies mit Papaya, Mango, Kokos und weiteren exotischen Schätzen. Der tropische Traum schmeckt genauso lecker, wie er klingt! Der Spinat ist nur wenig herauszuschmecken.

---

2. HEIMISCHE GRÜNE POWER (2 GLÄSER)

1 Handvoll frischer Grünkohl (alternativ tiefgekühlter Grünkohl) • 1 Handvoll Möhrengrün • 1 Apfel • 1 reife Birne • 2 Pflaumen • 100 ml Apfelsaft • 100 ml Wasser • 1 TL Weizengraspulver

Alle Zutaten vorbeiten – also waschen bzw. entkernen. Im Hochleistungsmixer zu einem cremigen Smoothie mixen. Grüne Smoothies sind auch köstlich, wenn sie aus heimischen Zutaten bestehen, die gerade Saison haben. Sobald der Sommer vorüber ist, bereite ich mir gerne diesen herbstlichen Smoothie zu. Äpfel, Birnen und Pflaumen haben dann Saison. Etwas später kommt Grünkohl hinzu, bei mir sogar aus dem eigenen Garten.

---

3. ROTER GREEN SMOOTHIE (2 GLÄSER)

1 Bund Petersilie • 3 Tassen frische entsteinte Süßkirschen (alternativ tiefgekühlte Kirschen) • 2 reife Birnen • ½ kleine Rote Bete • 2 EL Mandelmus • 200 ml Wasser

Alle Zutaten vorbereiten – also waschen bzw. entkernen. Im Hochleistungsmixer zu einem cremigen Smoothie mixen. Dieser ist rot! Ja, grüne Smoothies können auch mal eine andere Farbe haben – wenn beispielsweise eine ordentliche Menge rote Früchte enthalten sind wie in diesem Rezept. Süßkirschen und Rote Bete sind eine tolle Kombination und das Mandelmus macht diesen Smoothie einzigartig.

Mein Tipp: Besonders smooth werden Smoothies, wenn du eine halbe oder ganze reife Banane in den Mixer gibst. Alternativ oder zusätzlich kannst du auch das Fruchtfleisch einer reifen Avocado verwenden.

DAS SUPERFOOD-UNIVERSUM

Superfoods sind in aller Munde. Rauf und runter werden sie in den Medien gelobt und als Ergänzung auf unserem Speiseplan empfohlen: Spirulina, Chlorella, Maca, Gojibeeren, Weizengras, Moringa und viele mehr. Es ist schwer, sich in diesem Dschungel an Informationen und Möglichkeiten zurechtzufinden. Ich beschäftige mich nun schon seit Jahren mit Superfoods und weiß längst nicht alles über sie. Kein Wunder! Ständig tauchen neue Superfoods auf bzw. werden bei ehemals »normalen« Nahrungsmitteln bestimmte »Kräfte« wissenschaftlich aufgedeckt, die sie zu wahren Superfoods machen. Eine spannende Sache! Lass dich inspirieren und tauche selbst tief ins Superfood-Universum ein.

Bei den Superfoods handelt es sich um natürliche, oftmals altbewährte Lebensmittel, die aufgrund ihres außerordentlich hohen Anteils an Nährstoffen besonders wertvoll für unsere Gesundheit sind und – wenn du so willst – natürliche Superkräfte haben. Es sind Lebensmittel mit Eigenschaften, die sie stark von »normalen« Lebensmitteln unterscheiden, weil sie in besonders hohem Maße antioxidativ, antikarzinogen, antibakteriell, schmerzlindernd, entzündungshemmend, schwermetallausleitend, blutdrucksenkend, verdauungsfördernd, schleimhautunterstützend oder in sonstiger Weise positiv auf unseren Körper wirken. Superfoods gelten als natürliche Medizin und sollten unbedingt auf deinem Speiseplan stehen.

Fremd klingende Namen wie Moringa, Spirulina und Co. suggerieren häufig, dass alle Superfoods aus weit entfernten exotischen Ländern stammen. Das ist ein Trugschluss. In Mitteleuropa gibt es mindestens genauso viele Superfoods wie in anderen Teilen der Welt. Viele davon kennst du bereits, sie sind dir jedoch bisher nicht als Superfoods begegnet. Spinat, Brokkoli, Rosenkohl, Tomaten, Brombeeren, Johannisbeeren, Brennnessel, Löwenzahn, Leinsamen und Walnüsse gehören definitiv auf die Liste der Superfoods und sollten auch deine Ernährung regelmäßig bereichern. Wenn du ein Lebensmittel auf deiner Clean-Eating-Reise neu entdeckst, informiere dich am besten gleich über die enthaltenen Nährstoffe und die Wirkung auf deinen Körper. Du wirst dabei mit Sicherheit das eine oder andere heimische oder exotische Superfood für dich entdecken. Ich bin ein großer Fan der heimischen Superfoods und versuche, gerade diese Nahrungsmittel sehr häufig zu essen, denn sie sind ebenso gut für meinen Körper wie die exotischen Vertreter, aber nicht schon um die halbe Welt gereist.

Die Liste an Superfoods ist sehr lang und wächst immer weiter; es wird eine Weile dauern, bis du die meisten probiert hast. Einige werden dir richtig gut schmecken, andere sind gewöhnungsbedürftig. Vertraue auch hier auf deinen Geschmack und integriere sie mal hier und mal dort in deine Speisen und Getränke, damit sie ihre Wirkung voll entfalten können: morgens ein großer grüner Smoothie mit Heidelbeeren, Banane, einigen Brennnesselblättern und einem halben Teelöffel Chlorellapulver, mittags ein Oatmeal mit Johannisbeeren, Macapulver und Erdmandeln und abends ein Schwarzbrot mit Avocado und Strauchtomaten – so einfach lassen sich Superfoods in deine Speisen einbinden. Du musst gar kein besonderes Augenmerk darauf legen, wenn du die fünf bis zehn für dich besten Superfoods im Kopf hast und in deine tägliche Ernährung integrierst.

So populär Superfoods mittlerweile sind, so viel Schindluder wird damit getrieben. Neuerdings gibt es überall neue Snacks, Getränke, Müslis und vieles mehr mit dem Label »Superfoods« zu kaufen. Doch die enthaltenen Mengen an echten Superfoods sind oft verschwindend gering. Tatsächlich entfalten Superfoods ihre positive Wirkung nur auf unseren Organismus, wenn sie regelmäßig in größeren Mengen und nicht nur in winzigen Spuren in unsere Mahlzeiten integriert werden. Es darf also ruhig ein bisschen mehr sein, damit sie auch die gesundheitliche Wirkung haben, die sie »versprechen«.

Ein weiterer Punkt, auf den du beim Superfood-Kauf – gerade bei den Exoten – dringend achten solltest, ist ihre Herkunft. Echte Superfoods sind möglichst naturbelassen und stammen aus Bioerzeugung oder Wildwuchs. Gerade Letzteres schützt allerdings nicht davor, dass die Superfoods in einer stark umweltbelasteten Gegend wachsen. Gerade bei Algen wie Chlorella und Spirulina gab es bereits Skandale, denn wenn sie in einem Gewässer gedeihen, welches bereits mit Schwermetallen belastet ist, nehmen sie diese auf und geben sie direkt an uns weiter. Wir schaden uns damit unwissentlich selbst, obwohl wir doch eigentlich ihre positiven Wirkungen – wie z. B. die Entgiftung unseres Körpers von Schwermetallen – genießen wollten. Kaufe deine Superfoods daher mit Bedacht und aus wohlüberlegten Quellen ein und mische sie selbst deinen Speisen und Getränken bei! Stell gleichzeitig sicher, dass du dich auch in puncto Superfoods abwechslungsreich ernährst und nicht nur auf einen oder zwei »Superhelden« setzt!

MEINE TOP 10 SUPERFOODS UND IHRE WIRKUNG

AVOCADO	Reich an Ballaststoffen, einfach ungesättigten Fettsäuren, Kalium, Kupfer und den Vitaminen A, C, E, K, Folsäure sowie Vitamin B_6	• Schützt vor Herzerkrankungen • Wirkt entzündungshemmend • Unterstützt die Aufnahme von fettlöslichen Nährstoffen • Fördert die Elastizität und Festigkeit der Haut • Steigert das Sättigungsgefühl • Regt die Fettverbrennung an
BROKKOLI	Reich an Phytonährstoffen, Carotinoiden, Ballaststoffen, den Vitaminen C, A, K, Folsäure, verschiedenen B-Vitaminen, Omega-3-Fettsäuren, Sulforaphan, Kalzium, Mangan, Eisen, Magnesium, Selen, Zink und Phosphor	• Schützt vor Krebs • Beschleunigt die Zellneubildung und -regeneration der Haut • Schützt vor UV-Strahlung • Harmonisiert den Östrogenspiegel bei Frauen • Wirkt entzündungshemmend • Beugt Haarausfall vor
CHLORELLA	Reich an Chlorophyll, pflanzlichem Protein, B-Vitaminen (auch B_{12}), den Vitaminen A, C, D, E, K, Pantothen- und Folsäure, essenziellen Mineralstoffen wie Magnesium, Kalium, Mangan, Eisen, Zink, Phosphor, Kalzium und Selen	• Beschleunigt die Zellneubildung und -regeneration • Steigert das Energieniveau • Kann Schwermetalle wie Amalgam und Quecksilber aus dem Körper ausleiten • Stärkt die Leberfunktion und das Immunsystem • Harmonisiert den Östrogenspiegel bei Frauen • Schützt vor Krebs
GRÜNKOHL	Reich an Chlorophyll, Lutein, Betacarotin, Eisen, Kalium, den Vitaminen C, K, Ballaststoffen, Antioxidantien und Omega-3-Fettsäuren	• Schützt vor Krebserkrankungen • Wirkt entzündungshemmend • Senkt den Cholesterinspiegel • Fördert die Verdauung • Schützt die Sehfunktion des Auges • Unterstützt die Entgiftung des Körpers
HEIDELBEERE	Reich an Anthocyanidinen, Pektin, den Vitaminen C, E und K sowie Riboflavin, Folsäure, Kalium und Magnesium	• Schützt vor schädigenden freien Radikalen (hochantioxidativ) • Schützt das Herz-Kreislauf-System • Verbessert die Gedächtnisleistung • Verlangsamt den Alterungsprozess • Wirkt entzündungshemmend

INGWER	Reich an Antioxidantien, vor allem Gingerol (Polyphenol), Vitamin B_3, B_5 und B_6 sowie Kalium, Mangan, Phosphor, Kupfer, Eisen, Kalzium, Zink, Silizium und Magnesium	• Wirkt entzündungshemmend und schmerzlindernd • Wirkt antibakteriell • Löst Magenkrämpfe und vermindert Übelkeit • Verbessert die Durchblutung im Körper und hat eine wärmende Wirkung • Wirkt beruhigend • Reduziert Stress und Müdigkeitserscheinungen
KAKAO (ROH)	Reich an Magnesium, Kalzium, Eisen, Chrom, Flavonolen, einfach ungesättigten Fettsäuren und unzähligen Antioxidantien	• Stärkt das Herz-Kreislauf-System • Reguliert den Blutdruck • Verbessert die Gemütslage und das allgemeine Wohlbefinden • Fördert die Gedächtnisleistung und verbessert die Reaktionsschnelligkeit • Stärkt Knochen und Zähne • Fördert die Verdauung
PAPAYA	Reich an verdauungsfördernden Enzymen, den Vitaminen A und C sowie einigen B-Vitaminen, Kalium, Magnesium, Eisen, Betacarotin und Ballaststoffen	• Wirkt entzündungssenkend und schmerzlindernd • Schützt vor schädigenden freien Radikalen (hochantioxidativ) • Verbessert den Stoffwechsel der Haut und mindert die Faltenbildung • Senkt den Cholesterinspiegel • Erleichtert die Verdauung und beugt Blähungen und chronischen Verdauungsstörungen vor • Schützt vor Arteriosklerose und Herzerkrankungen
ROTE BETE	Reich an Folsäure, Eisen, Kalium, Mangan, Betalainen, Ballaststoffen und Nitrat	• Unterstützt die Entgiftung des Körpers • Hilft bei Bluthochdruck • Wirkt entzündungshemmend • Verbessert die Sauerstoffversorgung im Körper • Schützt das Herz-Kreislauf-System • Steigert die körperliche Leistungsfähigkeit
SPINAT	Reich an Lutein, Kalium, Magnesium, Eisen, den Vitaminen C und K sowie Betacarotin und Nitrat	• Stärkt das Herz-Kreislauf-System • Senkt den Blutdruck • Fördert den Stoffwechsel • Erleichtert das Muskelwachstum • Wirkt appetithemmend und unterstützt somit beim Abnehmen • Schützt die Sehfunktion des Auges

GRÜNER TEE – MEIN LEBENSELIXIER AUS FERNOST

Grüner Tee ist aus meinem Leben heute nicht mehr wegzudenken. Ich habe mich vor einigen Jahren durch meine Twitter-Timeline von grünem Tee anstecken lassen und trinke seitdem jeden Tag mindestens ein Kännchen dieser leuchtend grünen Flüssigkeit, die mit ihrer Bandbreite beeindruckt: ob Sencha, Gyokuro, Shincha, Kabusecha oder Bancha – ich liebe grünen Tee, besonders am Morgen! Statt Kaffee genieße ich in der Früh ein Kännchen Grüntee. Ein perfekter Start in den Tag!

Grüner Tee ist nicht nur ein »Must-Drink«, wenn du ohnehin zu den Teefreunden gehörst. Vielmehr liefert er ein ganzes Feuerwerk an Gründen, warum du ihn täglich genießen solltest: Grüntee enthält nach dem heutigen Stand der Wissenschaft 200 bis 250 bedeutende sekundäre Pflanzenstoffe und 360 bis 400 ätherische Öle, deren positive Wirkungen nach und nach durch zahlreiche Studien ans Licht gebracht werden. Die sieben wichtigsten Gesundheitsaspekte habe ich hier zusammengetragen:

Grund 1: Grüner Tee schützt vor Krebs
Zahlreiche wissenschaftliche Studien haben einen Zusammenhang zwischen regelmäßigem Genuss von grünem Tee und einem verbesserten Krebsschutz aufgezeigt. Das Stichwort lautet »Antioxidantien«, genauer gesagt »Catechine«. Grüner Tee weist eine besonders hohe Konzentration an Catechinen (EGCG) auf, die ein hohes antioxidatives Potenzial besitzen. Sie machen freie Radikale im Körper unschädlich und beugen somit Krebserkrankungen aller Art vor.

Grund 2: Grüner Tee stärkt das Herz
Grüntee beeinflusst unseren Cholesterinspiegel sowie den Fettstoffwechsel positiv. Damit wirkt er unterstützend auf die Gesundheit unseres Herzens und der umliegenden Gefäße. Auch das Schlaganfallrisiko wird durch das Trinken von Grüntee gesenkt.

Grund 3: Grüntee regt unseren Stoffwechsel an
Auch beim Abnehmen kann dich grüner Tee gut unterstützen. Wenn du grünen Tee täglich trinkst, stimulierst du damit auf natürliche Weise deine Fettverbrennung. Selbst der Grundumsatz, also vereinfacht gesagt das, was dein Körper im Ruhezustand an Energie verbraucht, wird laut Untersuchungen leicht angehoben, was ich schon erstaunlich finde. Gleichzeitig wirkt sich der Genuss von grünem Tee harmonisierend auf den Blutzuckerspiegel aus. Das beugt Heißhungerattacken wirksam vor.

Grund 4: Grüner Tee stärkt Knochen und Zähne
Laut diverser Studien wirkt sich der tägliche Grünteekonsum positiv auf den Erhalt unserer Knochendichte aus. Der hohe Fluoridgehalt hilft bei der Vorbeugung von Osteoporose. Gleichzeitig schützt grüner Tee unsere Zähne sogar vor Karies.

Grund 5: Grüner Tee hält jung
Keine Lust mehr auf teure Anti-Aging-Cremes? Grüner Tee hält uns von innen heraus jung. Die Forschung zeigt, dass die im Grüntee enthaltenen Polyphenole die für die schnellere Hautalterung verantwortlichen freien Radikale effektiv bekämpfen.

Grund 6: Grüner Tee fördert unser Gedächtnis
Grüner Tee hilft, unsere Gedächtnisleistung zu verbessern. Gleichermaßen wird er in der Alzheimerforschung eingesetzt. Zwar gibt es noch keine Heilung für die Alzheimerkrankheit, Grüntee wirkt jedoch der Reduzierung von Acetylcholin im Gehirn entgegen. Diesem Botenstoff wird eine wichtige Rolle im Verlauf der Erkrankung zugeschrieben.

Grund 7: Grüntee stärkt unser Immunsystem
Grüner Tee hat eine stark antibakterielle und antivirale Wirkung und hilft unserem Körper somit, lästigen Erkältungen und grippalen Infekten vorzubeugen. Besonders willkommen im Winter!

Nun weißt du, warum ich auch dich auf den Grüntee-Geschmack bringen möchte. Für den Einstieg solltest du ein paar Dinge beachten, sonst wird dir der Genuss des grünen Lebenselixiers schnell wieder vermiest. Auswahl und Qualität deines grünen Tees sind von zentraler Bedeutung. Bitte lass die Finger von Billig-Sencha-Tees und Co.! Der inzwischen fast überall erhältliche »Supermarkt-Sencha« ist meist nur ein Mix aus den billigsten Grünteesorten, welche lieblos in Massenproduktion angebaut und geerntet werden. Geh besser zu einem gut sortierten Teefachhandel und lass dich zu Einsteiger-Grünteesorten beraten. Jeder gute Grüntee hat in seiner Anbau- und Erntemethode eine einzigartige Geschichte, welche du geschmacklich ruhig erleben solltest. Des Weiteren sind die Ziehzeit und die Wassertemperatur entscheidend für den Genuss. Die meisten klassischen Grünteesorten sollten nur ein bis zwei Minuten in 65 bis 70 Grad heißem Wasser ziehen, um ihr volles Aroma zu offenbaren. Längere Ziehzeiten oder zu heißes Wasser machen den Grüntee bitter und teilweise ungenießbar.

MATCHA – DAS GRÜNTEE-SUPERFOOD

Mein ganz persönlicher Tipp für Grüntee-Einsteiger ist Matcha, der mittlerweile sehr beliebt ist und viele Shakes, Eissorten, Kuchen etc. verfeinert. Matcha ist letztendlich auch nur ein (besonders hochwertiger) Grüntee, der aus getrockneten und fein zermahlenen Teeblättern besteht. Seine Zubereitung ist sehr einfach: Dieser Tee wird nicht wie üblich aufgegossen, sondern direkt in das Teewasser mit einem Matcha-Besen eingerührt. Du kannst ihn pur mit heißem Wasser trinken, aber auch in vielen anderen Varianten. Ein Hochgenuss ist ein Matcha Latte. Dafür gibst du einen Teelöffel des Matchapulvers in einen Becher mit heißer, nicht kochender Nussmilch und rührst eventuell noch etwas Honig unter. Ein Matcha Latte macht superwach und belebt den Geist, ist aber deutlich gesünder als ein Latte macchiato.

KAUFE QUALITÄT, WENN SIE SAISON HAT

Eigentlich sollte dieser Punkt selbstverständlich zum Clean Eating gehören, doch stelle ich im Gespräch mit meinen Bloglesern immer wieder fest, dass nach dem Einstieg ins Clean Eating zwar andere Lebensmittel – sprich mehr Gemüse, mehr Obst, mageres Fleisch, Lachs etc. – gekauft werden, jedoch immer noch im Standardsupermarkt ums Eck. So wandern dann im Winter Erdbeeren aus dem Gewächshaus und Brokkoli aus Spanien in den Einkaufswagen.

Im Clean Eating geht es nicht nur darum, das zu verändern, was du isst, sondern auch, in welcher Qualität du etwas zu dir nimmst. Ich bin mir bewusst, dass ein Bio-Label kein ausnahmsloses Merkmal für gute Qualität ist und auch kein Garant dafür, dass nicht auch schwarze Schafe unter den Landwirten ihr Unwesen treiben. Jedoch sind regionale Produkte in guter Bio- oder sogar Demeter-Qualität in der Regel qualitativ hochwertige Lebensmittel – sowohl pflanzlicher als auch tierischer Natur.

Informiere dich daher über bessere Einkaufsquellen. Prüfe, welche Alternativen es in deiner Nähe gibt. Bioläden, Reformhäuser, Biosupermärkte, Hofläden und Wochenmärkte sind gute Anlaufstellen. Schau dir dort alles genau an und frage nach, woher die Ware stammt und wie sie verarbeitet wurde. Manchmal ergeben sich auch im Gespräch mit Freunden, Nachbarn, Kollegen und Familienangehörigen tolle neue Möglichkeiten! Meinen Lieblingshofladen habe ich beispielsweise erst auf Empfehlung hin gefunden und unsere Eier bekamen wir eine Zeit lang von einem Arbeitskollegen, der selbst Hühner in seinem Garten hielt und den Überschuss an Eiern gern zu einem kleinen Preis weiterverkaufte. Auch deine Bezugsquellen für gute, cleane Lebensmittel sind sicherlich gar nicht so eingeschränkt, wie du vielleicht zunächst denkst.

Wirklich unverzichtbar für deine cleane Ernährung ist die Saisonalität der Lebensmittel. Dieser Aspekt ist leider nicht mehr selbstverständlich in unserer heutigen Zeit. Wir sind es gewöhnt, das ganze Jahr über Tomaten, Äpfel, Kohl, grünen Salat und Erdbeeren zu kaufen. Es ist ein Prinzip der Nahrungsmittelindustrie, alles jederzeit lieferbar zu haben. Doch das ist nicht natürlich! Unsere Großmutter wusste damals noch, welche Gemüsesorte wann auszusäen war, wie schnell welche Sorte wuchs und wann es Zeit für die Ernte wurde. Bei uns ist dieses Wissen größtenteils verloren gegangen. Höchste Zeit, es wieder aufzufrischen! Du kannst das ganz einfach tun, indem du einen Blick in die Klappen dieses Buches wirfst!

Ein kluger Spruch besagt: »Richte dich nach dem Kalender, und dir wird es an nichts fehlen!« Das kann ich absolut bestätigen, denn seit ich verstärkt auf die Saison von Gemüse, Obst und Co. achte, ernähre ich mich weitaus abwechslungsreicher als früher. Wenn du dich vorwiegend an das saisonale Angebot hältst, passt du auf ganz natürliche Weise deinen Speiseplan an die Gegebenheiten an und isst allein dadurch abwechslungsreich. Außerdem wirst du lang vergessene Nahrungsmittel wie Mangold oder Pastinaken wiederentdecken, die du bisher noch gar nicht wahrgenommen hast. Ein weiterer Pluspunkt betrifft dein Geschmackserlebnis. Wirklich erntereife Johannisbeeren, Tomaten, Birnen, Pflaumen, Erdbeeren etc. schmecken einfach am besten. Da kommen Gewächshausprodukte nicht mit. Darüber hinaus sind vollständig ausgereifte und unter Sonnenlicht gewachsene Obst-, Gemüse- und Salatsorten wesentlich gesünder. Ihre Schadstoffbelastung durch nitrathaltige Düngemittel ist geringer und ihr Gehalt an Vitaminen, Vitalstoffen und Mineralien, die mit der Reifung erst vollständig ausgebildet werden, erweist sich als höher.

Nochmals mein bester Tipp für das Erforschen der Saisonalität: der Besuch auf einem Wochenmarkt. Die Bauern aus der Region verkaufen überwiegend das, was gerade bei uns Saison hat und reif ist. Ihr Angebot bietet dir zu jeder Jahreszeit eine Vielzahl an neuen Inspirationen für cleane Gerichte. Darüber hinaus kannst du die Verkäufer auch ausfragen, woher ihre Waren stammen, und vielleicht laden sie dich ein, damit du dir ein Bild von ihrem Hof und ihrer Land- und Nutztierwirtschaft machen kannst. Solch ein Erlebnis wirst du nicht vergessen! Es steigert deine Bewusstheit für die Qualität deiner Nahrungsmittel in hohem Maße. Und glaub mir: Den nächsten Besuch im Standardsupermarkt wirst du mit ganz anderen Augen sehen.

Tipp: Einen Saisonkalender mit meinen liebsten Obst-, Gemüse- und Blattsalatsorten findest du im Innenteil des Buchumschlags.

SPROUTING UND EIGENANBAU VON SALAT, GEMÜSE UND CO.

»Do it yourself« ist nicht nur in Bezug auf Wohnen und Einrichten ein absoluter Trend. Auch bei unserer Ernährung sollten wir ruhig wieder zu den Ursprüngen zurückkehren und einige Lebensmittel selbst anbauen. »Grow it yourself!« ist gar nicht so aufwendig, wie du vielleicht denkst. Schon auf kleinstem Raum kannst du wahre Schätze für deine cleane Ernährung gedeihen lassen.

Fangen wir klein mit dem »Sprouting« an. Sprouting klingt wie eine hippe Sportart, es ist in Wirklichkeit jedoch ein altbekanntes Handwerkszeug, das unsere Großmütter schon kannten. Mit Sprouting oder zu Deutsch »Sprossenziehen« ist das Züchten von nahrhaften Sprossen aus Samen gemeint. Ganz gleich ob Brokkoli-, Alfalfa- oder Kressesprossen – selbst gezogene Sprossen sind wahre Wunderwerke für deine Gesundheit. So sind sie zum einen ein toller pflanzlicher Eiweißlieferant. Laut Studien sind in Sprossen mehr pflanzliche Proteine enthalten als in rohem Gemüse und rohen Früchten. Der Proteinanteil bei den Alfalfasprossen liegt beispielsweise bei guten 20 Prozent (gemessen in der Trockenmasse), was schon sehr bemerkenswert ist.

Zum anderen sind Sprossen pure Vitaminbomben. Nicht nur die Menge an lebenswichtigen Vitaminen ist außerordentlich hoch, sondern auch die Vielfalt. Sprossen enthalten besonders viel von den Vitaminen A, C, D, E und K sowie Vitamine der Gruppe B. Außerdem weisen sie Magnesium, Kalium, Folsäure, Eisen, Jod und Zink auf. Den perfekten Vitamincocktail kreierst du, indem du möglichst unterschiedliche Sprossenarten in deinen Speiseplan integrierst – also auch hierbei die Vielfalt lebst.

Neben den gesundheitlichen Vorzügen sind frische, selbst gezogene Sprossen einfach lecker und verfeinern jedes Gericht. Vom einfachen Frischkäse-Vollkornbrot über den gemischten Salat bis hin zum Steak mit Gemüsebeilage – Sprossen passen überall als Ergänzung deines cleanen Speiseplans. Um ihre Vorzüge zu genießen, brauchst du gar nicht viel zu investieren. Du benötigst nur geeignete Samen (z. B. aus einem gut sortierten Baumarkt oder einer Gärtnerei), ein Keimglas, Wasser, Luft und Licht. Darüber hinaus ist der Pflegeaufwand mit ein bis zwei Minuten pro Tag absolut überschaubar.

Wenn du bereits Freude am Sprossenziehen hast, empfehle ich dir, einen Schritt weiterzugehen und mit dem Anbau von Gemüse, Obst, Salaten und Kräutern zu beginnen. Keine Angst, auch dafür brauchst du keinen großen Garten und musst auch nicht stundenlang auf Knien durch deine Beete kriechen. Selbst anbauen geht auch auf dem Balkon in Blumenkästen und Töpfen. Bevor wir unser Haus hatten, habe ich einige Sommer fleißig auf diese Weise gesät und geerntet. Ebenso nimmt der Eigenanbau nicht viel Zeit in Anspruch, wenn du dir pflegeleichte Pflanzen aussuchst. Besonders Pflücksalat, Rucola, Radieschen, Pariser Möhren, Spinat, Minze, Rosmarin, Bohnenkraut, Dill und Thymian sind robuste Kandidaten für den eigenen Anbau (auch im Topf), die wenig Arbeit und viel Freude bereiten. Ich finde, es gibt nichts Schmackhafteres als selbst angebautes Obst, Gemüse, Salat und Kräuter. Außerdem sparst du eine Menge Geld; wenn ich daran denke, welche Unmengen an Salat und Co. ich in einem Sommer selbst angebaut und geerntet und nicht eingekauft habe! Über die Qualität muss ich gar nicht erst sprechen. Mehr bio geht nicht. Der Anbau von Nutzpflanzen ist daher nicht nur ein schönes Hobby, sondern auch ein wunderbarer Beitrag zu deiner cleanen Ernährung.

KLEINE ANLEITUNG ZUM SPROSSENZIEHEN

Am besten funktioniert Sprossenziehen im Keimglas mit Brokkoli- und/oder Alfalfasprossen. Hier kannst du kaum etwas falsch machen. Folge dieser Anleitung:

- Gebe 2 EL Samen in dein Keimglas und weiche sie für rund 12 Stunden (am besten über Nacht) in lauwarmem Wasser ein.
- Am nächsten Morgen gießt du das Wasser ab und spülst die eingeweichten Sprossen durch, sodass sie noch gut feucht sind (kein stehendes Wasser mehr im Glas).
- Dann stellst du das Keimglas mit den aufgequollenen Samen an einen hellen Standort ohne direkte Sonneneinstrahlung.
- Ein- bis zweimal pro Tag spülst du die Sprossen mit lauwarmem Wasser durch und stellst sie zurück an ihren Platz. Das wiederholst du die nächsten drei bis sieben Tage je nach Sprossenart. Die Verpackung der Samen gibt Auskunft über die Keimzeit.
- Am letzten Tag setzt du deine Sprossen für ein paar Stunden dem direkten Sonnenlicht am Fenster aus (bitte nicht draußen), damit die kleinen Blätter Chlorophyll ausbilden und schön grün werden.
- Nun kannst du deine Sprossen ernten. Dazu nimmst du die Sprossen aus dem Glas, gibst sie in ein feines Sieb, spülst die losen Samenhüllen mit Wasser ab und tupfst die Sprossen etwas trocken. Fertig!

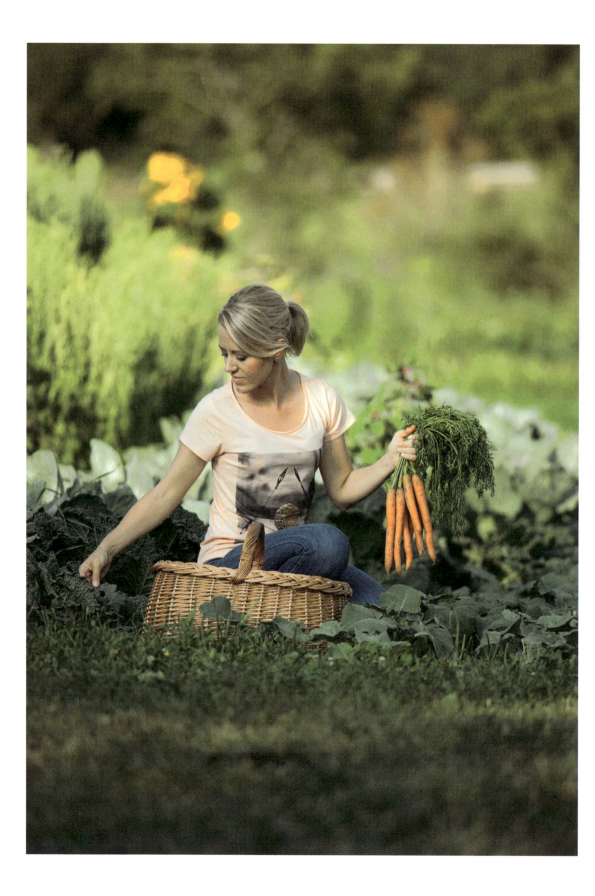

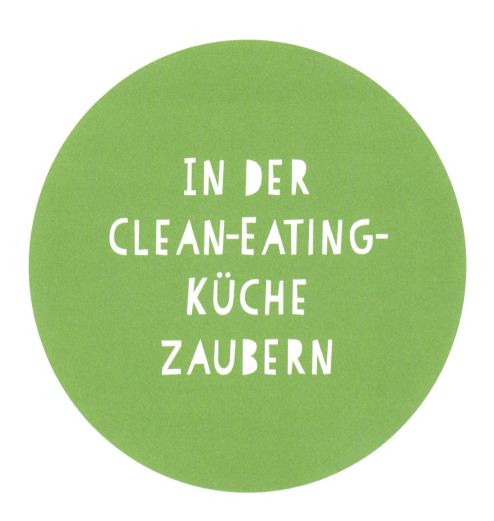

IN DER CLEAN-EATING-KÜCHE ZAUBERN

»Die Königin der Kochrezepte ist die Fantasie.«

Sprichwort

Zu einer cleanen Ernährung gehört selbstverständlich auch das tägliche Zubereiten der Mahlzeiten. Bevor du jetzt gleich das Handtuch wirfst und es mit »zu viel Aufwand« abtust, lass dir eines sagen, was ich als ehemaliger Kochmuffel aus eigener Erfahrung weiß: Cleanes Kochen ist kinderleicht!

In diesem Kapitel möchte ich dir zeigen, wie du selbst Spaß am Zubereiten und Kochen entwickelst, welche Erfolgsfaktoren dir dabei helfen, wie du mit dem Baukastensystem deine Kreativität und Experimentierfreude steigerst und Zeit in der Küche sparst. Gleichzeitig dürfen hier natürlich auch meine liebsten Clean-Eating-Rezepte nicht fehlen. Jede dieser liebevoll erdachten, leckeren Mahlzeiten und jedes Getränk ist mir irgendwann auf meiner Clean-Eating-Reise begegnet und ich bereite sie allesamt immer wieder gerne zu. Gleichzeitig lassen die Rezepte viel Spielraum für deine eigene Kreativität und geben dir dafür auch gleich Variationsideen an die Hand. Also keine Ausreden mehr! Dein natürliches Kochtalent wartet nur darauf, spielerisch entdeckt zu werden.

KOCHEN KANN JEDER – AUCH DU!

Als ich mit Clean Eating begann, war das Kochen für mich eine der größten Herausforderungen. Den Mixer anwerfen oder einen Salat zubereiten – das gehörte noch zu den leichten Aufgaben. Aber mir mehrmals pro Woche abwechslungsreiche, gesunde Gerichte zu überlegen und zu kochen – das erschien mir wirklich schwer! Ich habe immer einen großen Bogen um das Kochen gemacht. Ich hatte zwar einige Kochbücher, aber es war mir zu aufwendig, erst alles für ein Rezept einzukaufen und es dann auch noch exakt nach Anleitung zuzubereiten – nur um hinterher festzustellen, dass es doch nicht so aussah und schmeckte, wie es das Foto und die Beschreibung versprochen hatten.

Geht es dir genauso? Dann kann ich dich beruhigen. Auch du kannst kochen, ohne dass du erst einen Kurs belegen musst! Schmackhafte Gerichte in der Clean-Eating-Küche zaubern ist einfach – so einfach wie das Ernährungskonzept selbst. Ich koche nun seit mehr als vier Jahren fast jeden Tag und bin vom Kochmuffel zur begeisterten Köchin mutiert. Mit der Zeit habe ich richtig viel Spaß am Kochen entwickelt, weil ich einige Erfolgsfaktoren für mich entdeckt habe, die dich garantiert auch deine Hürden und Vorurteile überwinden lassen.

Koche einfach!

Ich mag keine aufwendigen, bis zum letzten Brösel irgendeiner exotischen Zutat ausgefeilten Rezepte, und viele Kochbücher sind leider voll davon. Für mich müssen Rezepte einfach sein.

Wenige Zutaten, kurze Vorbereitung, Kochzeit von einer guten halben Stunde und viel Spielraum für Variationen. Nur äußerst selten schlage ich ein Kochbuch auf und koche ein Gericht 1 : 1 so nach, wie es dort beschrieben ist. Vielmehr lasse ich mich von Kochbüchern, Zeitschriften oder Restaurantbesuchen inspirieren und koche anschließend mein eigenes Süppchen.

Lass dich von den Jahreszeiten leiten!
Eine weitere Quelle der Inspiration sind für mich die saisonalen Gegebenheiten. Im Herbst experimentiere ich garantiert mit den Mitgliedern der farben- und formenreichen Kürbisfamilie herum. Brombeeren haben Saison? Prima! Für Oatmeals, Fruchtsorbet oder als Topping für eine cleane Torte sind diese sommerlichen Beeren eine wunderbare Zutat. Wenn du die Saison von Obst, Gemüse, Salat, Nüssen, Pilzen etc. in deiner Küche berücksichtigst, kannst du auf einfache Weise eine ganze Menge Abwechslung auf deinen Teller bringen.

Mach deine Küche zum Experimentierfeld!
Als Kinder haben wir noch ständig Neues ausprobiert. Wir haben Farben gemixt, Dinge gebastelt, Baumhäuser gebaut oder Nahrungsmittel wild zusammengemischt und erste »Kocherfahrungen« gesammelt. Sprich: Wir waren immer kreativ und einfallsreich. Hol dir diese Eigenschaften in deine Küche zurück und mach sie zu einem spielerischen Versuchsfeld für cleane Experimente! Wenn ich beispielsweise neue Energieriegel ausprobieren möchte, suche ich nicht nach Rezepten, sondern stelle mir allerlei Zutaten bereit, die ich mir in meinen Energy Bars vorstellen kann: Haferflocken, Kokosraspel, Honig, Matchapulver, Dinkelflakes, Leinsamen, Fruchtsaft, Trockenfrüchte und vieles mehr. Wenn alles bereitsteht, dann probiere ich schlichtweg herum, bis ich ein Ergebnis habe, das richtig gut schmeckt. Mit dieser Methode bin ich schon auf die besten Rezepte gekommen. Und sei nicht traurig, wenn mal etwas nicht gelingt oder schmeckt. Das ist ganz normal, und auch dieser Erfahrung wirst du etwas abgewinnen.

Optimiere deine Einkaufstaktik (Vorratshaltung versus Frische)!
Clean Eating zeichnet sich in erster Linie durch frische, natürliche Lebensmittel aus. In dieser Nahrung sind die meisten Nährstoffe für unseren Körper enthalten und ihr Anteil an unserer täglichen Ernährung sollte definitiv am höchsten sein. Da die meisten von uns jedoch nicht jeden Tag auf dem Markt einkaufen gehen oder Zutaten aus dem Garten holen können, müssen wir eine gute Balance zwischen Frische und Vorratshaltung finden.

Obst, Gemüse, Blattsalate, Kräuter, Fleisch, Fisch, Eier und Vollkornbrot versuche ich frisch zu kaufen bzw. selbst zu ernten oder herzustellen und so bald wie möglich zu verbrauchen. Daher besorge ich mir diese Lebensmittel – insbesondere die pflanzlichen – etwa dreimal pro Woche frisch oder hole sie mir aus unserem Gemüse- und Obstgarten, den wir extra angelegt haben. Vollkornnudeln, Vollkornmehl, Naturreis, Quinoa, Linsen, Bohnen, getrocknetes Obst, gemahlene Superfoods, Nüsse, Kerne, Haferflocken und Ähnliches kaufe ich etwa einmal pro Monat auf Vorrat ein, um mir daraus schnell und unkompliziert ein leckeres Gericht kombiniert mit frischen Zutaten zubereiten zu können. Diese Einkaufstaktik hat sich gut bewährt.

Orientiere dich an Basisgerichten und lerne die Kunst der Variation!

Ich liebe Basisgerichte, die ich jedes Mal neu und andersartig zubereiten kann. Bereits mit sieben Basisgerichten kannst du dich vier Wochen lang täglich abwechslungsreich ernähren. Das Baukastenprinzip bei diesen Gerichten macht es möglich. Typische Mahlzeiten und Snacks dieser Art sind Pfannengerichte, Ofengemüse, Pasta, Currys, Blattsalate, grüne Smoothies, Energieriegel und Oatmeals. Damit du weißt, was ich meine, zeige ich dir ein Beispiel: ein Basis-Oatmeal in sieben Variationen für sieben Tage. Die Basis für Oatmeal bilden immer Haferflocken, heißes Wasser und etwas Milch. Die weiteren Zutaten sind jedoch so variabel und abwechslungsreich, dass jedes dieser Oatmeals anders schmeckt. Und dafür brauchst du nicht einmal ein Rezept!

Tag 1: Oatmeal mit Haferflocken, Kokosraspeln, Kokosmilch und frischer Mango.
Tag 2: Oatmeal mit Haferflocken, Amaranth, Zartbitterschokolade-Splittern, Kakaopulver und Banane.
Tag 3: Oatmeal mit Haferflocken, gemahlenen Erdmandeln, gebackenen Apfelspalten, Leinsamen, Honig und Zimt.
Tag 4: Oatmeal mit Haferflocken, Mandelmilch, frischen Erdbeeren und Minze.
Tag 5: Oatmeal mit Haferflocken, Dinkelflakes, Haselnüssen, Walnüssen und saftigen Pflaumen.
Tag 6: Oatmeal mit Haferflocken, Buttermilch, filetierten Orangen, Grapefruits und Zitronensaft.
Tag 7: Oatmeal mit Haferflocken, Chiasamen, blauen und grünen Weintrauben, Himbeeren, Brombeeren und Kirschen.

Integriere diese Baukastengerichte in deinen Speiseplan und sei erfinderisch beim Variieren. Genau das ist es, was mir persönlich in der Küche am meisten Spaß bereitet.

Koche frisch oder koche vor! Aber koche!

Natürlich sind frisch zubereitete Mahlzeiten, die direkt vom Herd auf dem Teller landen, immer am besten. Doch ich weiß, dass nicht jeder von uns täglich 30 bis 60 Minuten Zeit hat, um sich seine Speisen ganz frisch zu kochen oder gar auch nur einen Salat zuzubereiten. Das ist aber auch nicht schlimm, denn selbstverständlich gibt es eine Lösung dafür: vorkochen. Ich kenne einige Clean Eater, die sich ihr Essen für eine ganze Arbeitswoche mit mehreren verschiedenen Gerichten vorkochen und mitnehmen. Das finde ich persönlich zu viel, denn ich meine, dass wir durchaus ein, zwei Abende unter der Woche für das Kochen Zeit finden sollten. Mein Mann und ich verabreden uns z. B. einmal pro Woche zu einem Koch-Date, bei dem wir uns abwechselnd ein Menü überlegen, nach der Arbeit dafür einkaufen und gemeinsam kochen. Das finde ich ein sehr schönes Ritual, welches gleich zwei Elemente miteinander verbindet: Zeit mit dem Partner und clean kochen. Dennoch bin auch ich ein Fan des zeitsparenden Vorkochens und bereite gerade unter der Woche immer wieder cleane Gerichte zu, die ich am nächsten Tag noch gut ein zweites Mal – eventuell leicht variiert – essen kann. So wird beispielsweise aus einem tollen italienischen Pastagericht am nächsten Tag mit einigen zusätzlichen Salatblättern und Kirschtomaten ein kalter Nudelsalat. Ein wunderbares Mittagessen für das Büro!

Entdecke die Welt der Kräuter und Gewürze!

In den vier Jahren meiner Kochlaufbahn habe ich eine Sache besonders zu schätzen gelernt: die Welt der Kräuter und Gewürze. Mittlerweile habe ich einen eigenen Schrank nur für getrocknete Kräuter, gemahlene Gewürze und Gewürzmischungen, die natürlich auch clean – also ohne Zucker, künstliche Aromen etc. – sein sollten. Kräuter und Gewürze helfen dir gerade bei den Baukastengerichten unglaublich in der Variation. Wie viel Gewürze bei einem Gericht ausmachen, merkst du vor allem, wenn du Zutaten mit wenig Eigengeschmack wie Quinoa oder Kartoffeln zubereitest und würzt. So kannst du deiner Quinoa-Beilage beispielsweise mit den passenden Gewürzen eine orientalische Note verleihen, du kannst sie ebenso richtig scharf und feurig würzen oder mit Kakaopulver, Zimt und etwas Honig süßen. Eine Beilage, drei völlig verschiedene Varianten.

Entscheide dich für Zuckeralternativen!

Ich versuche mich seit einigen Jahren weitestgehend ohne raffinierten Zucker zu ernähren. Gewöhnlicher Haushaltszucker und seine Ableger sind nicht nur schlecht für unsere Zähne, sondern schädigen langfristig unsere Gesundheit, weil sie maßgeblich an der Entstehung von Krankheiten wie Diabetes, Osteoporose, Arthritis, chronischen Darmentzündungen etc. beteiligt sind.

Ich esse jedoch gerne süß, daher habe ich über die Jahre einige gute Süßungsmittel für mich entdeckt. Am liebsten koche und backe ich mit Kokosblütenzucker. Er schmeckt ein wenig malzig und lässt sich hervorragend verarbeiten (genau wie normaler Zucker).

Darüber hinaus sind auch Ahornsirup und Honig immer in meiner Küche vorrätig. Stevia ist ebenfalls eine Zuckeralternative, jedoch konnte ich mich nur schwer an den Eigengeschmack gewöhnen. Die genannten Süßungsmittel haben gegenüber Zucker den Vorteil, dass sie einen niedrigeren glykämischen Index aufweisen, den Blutzuckerspiegel nur langsam ansteigen lassen und je nach Produkt sogar noch Vitamine, Mineralstoffe und Spurenelemente enthalten. Probiere daher selbst aus, was deine Ernährung am besten versüßt!

GERÄTE, DIE DU IN DER CLEANEN KÜCHE BRAUCHST

In einer cleanen Küche brauchst du neben den hochwertigen, natürlichen Lebensmitteln, auch ein bisschen technisches Equipment, das dir das Leben erleichtert. Empfehlenswert finde ich:

- Einen guten Hochleistungsmixer mit mindestens 20.000 Umdrehungen pro Minute
- Einen guten Entsafter, am besten einen Slow Juicer
- Ein hochwertiges, scharfes Messerset
- Einen Wasserkocher mit Temperaturvorwahl
- Einen Stabmixer
- Eine Hand-Zitruspresse
- Aufbewahrungsboxen mit Deckel in verschiedenen Größen und Ausführungen

MEINE CLEANEN LIEBLINGSGERICHTE PLUS VARIATIONSIDEEN

Wir haben nun genug über das Kochen in der Theorie gesprochen. Jetzt wird es praktisch, denn wir begeben uns direkt in die Küche. Ich stelle dir meine liebsten Clean-Eating-Rezepte zum Ausprobieren und Nachkochen vor. Die Auswahl war gar nicht so einfach. Auf der einen Seite bietet die cleane Küche so viele Möglichkeiten. Auf der anderen Seite sind aber auch meine Ansprüche an meine Rezepte sehr hoch, denn ich möchte, dass sie

- sich für den Alltag eignen,
- möglichst viele frische Zutaten enthalten,
- in kurzer Zeit zubereitet sind,
- genügend Spielraum für Variationen lassen
- und natürlich äußerst lecker schmecken.

Außerdem darf in meinen Rezepten auch immer ein Hauch Außergewöhnliches mitspielen. Yogische Einflüsse sind bei mir genauso willkommen wie Inspirationen aus fremden Ländern. Schlussendlich habe ich eine schöne Auswahl meiner Lieblingsrezepte für dich zusammengestellt. Damit bekommst du gute Anregungen und Ideen mit auf den Weg, was in puncto cleaner Küche möglich ist. Vom Frühstück bis zum Abendessen, vom Eistee bis zum Nachtisch, von der Suppe bis zum Kuchen. Lass dich verzaubern und inspirieren für deine eigene kreative Küche! Auf meinem Blog EAT TRAIN LOVE findest du natürlich laufend weitere leckere Rezepte.

ERFRISCHENDER APFEL-MINZ-EISTEE

Dieses einfache Rezept habe ich gemeinsam mit meinem Liebsten entwickelt. Er trinkt im Sommer sehr gern Eistee. Doch als wir uns anschauten, wie viel Zucker, künstliche Aromen und Konservierungsstoffe im gekauften Produkt enthalten sind, haben wir uns kurzerhand etwas Neues ausgedacht. Selbst gemachten Eistee! Der Clou darin ist die frische Pfefferminze, die sich wunderbar auf der Fensterbank, auf dem Balkon oder im Garten ziehen lässt.

Zutaten für 1 Liter:
600 ml stilles Mineralwasser • 2 Handvoll frische Pfefferminzblätter • 200 ml milder grüner Tee (z. B. Shincha) • 200 ml 100-prozentiger Apfelsaft (Direktsaft, kein Konzentrat) • 1 Limette • 3–4 Eiswürfel

Das Wasser aufkochen und in eine Teekanne gießen. Die Pfefferminzblätter dazugeben und ca. 25 Minuten darin ziehen lassen, dann herausfischen. Anschließend die Teekanne in eiskaltem Wasser abkühlen und einige Zeit stehen lassen. Inzwischen den Grüntee zubereiten und ebenso kalt stellen. Das Minzwasser zusammen mit dem Grüntee und dem Apfelsaft in eine Karaffe geben. Die Limette auspressen und den Saft unterrühren. Anschließend den Eistee mit Eiswürfeln kalt stellen. Fertig!

Variante: Eistee mit Schokoladenminze und Kirschsaft
600 ml stilles Mineralwasser • 2 Handvoll frische Schokoladenminzblätter (Variante der Pfefferminze) • 200 ml milder grüner Tee (z. B. Shincha) • 200 ml 100-prozentiger Kirschsaft (Direktsaft, kein Konzentrat) • 3–4 Eiswürfel

Die Zubereitung geht genauso wie beim Apfel-Minz-Eistee.

FRÜHSTÜCKS-OATMEALS NACH DEN VIER JAHRESZEITEN

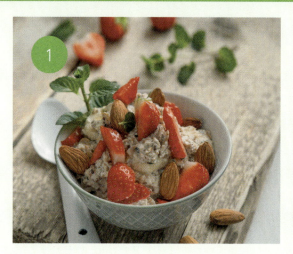
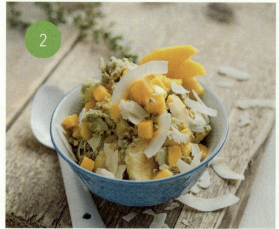

1 FRÜHLINGSHAFTES ERDBEER-MANDEL-OATMEAL

Zutaten für 1 Schale:

3 EL feinblättrige Haferflocken • 2 EL ungesüßte Dinkelflakes • 1 EL goldene Leinsamen • 1 EL gemahlene Erdmandeln • 1 reife Banane, in dünne Scheiben geschnitten • 4 frische Pfefferminzblätter (alternativ ½ TL gemahlene Pfefferminze) • 100 ml ungesüßte Mandelmilch • 8 Erdbeeren • 1 EL ganze unbehandelte Mandeln

Haferflocken, Dinkelflakes, Leinsamen, Erdmandeln und Bananenscheiben in einer Müslischale zu einem Brei vermengen. Pfefferminze und Mandelmilch in den Mixer geben und pürieren, bis die Minze zerkleinert ist. Die Mandel-Minz-Milch zum Oatmeal geben und alles gut vermengen. Die Erdbeeren putzen und waschen. Das Oatmeal mit Erdbeeren und Mandeln garnieren.

2 MANGO-KOKOS-OATMEAL FÜR DEN SOMMERKICK

Zutaten für 1 Schale:

3 EL feinblättrige Haferflocken • 3 EL Kokosflocken • 1 EL Chiasamen • ½ reife Banane, in dünne Scheiben geschnitten • 1 reife Mango, fein gewürfelt • 1 Prise Matchapulver • 150 ml leicht gekühlte Kokosmilch

Alle Zutaten in eine Müslischale geben und gut verrühren, bis ein cremiges Oatmeal entstanden ist. Nach Belieben noch mit einigen Mangostücken und ein paar Kokosflocken garnieren.

③ CLEANES BIRCHERMÜSLI MIT BIRNE IM HERBST

Zutaten für 1 Schale:
*4 EL feinblättrige Haferflocken • 100 ml Mandelmilch • 1 säuerlicher Apfel •
1 reife Birne • 150 g Naturjoghurt • 1 EL Mandelstifte • 1 EL Honig • 1 Prise Zimt*

Die Haferflocken in einer Müslischale mit der Mandelmilch vermengen und ca. 30 Minuten ruhen lassen. Inzwischen Apfel und Birne waschen, Apfel fein reiben und Birne in sehr kleine Stücke schneiden. Beides mit dem Haferflockenbrei vermengen. Die Mischung mit dem Naturjoghurt, den Mandelstiften, dem Honig und dem Zimt toppen.

④ WINTERLICHES PEANUTBUTTER-CHOCOLATE-OATMEAL

Zutaten für 1 Schale:
3 EL feinblättrige Haferflocken • 2 EL gepuffter Amaranth • 1 EL ungezuckertes Erdnussmus • 1 EL rohes Kakaopulver • 150 ml Mandelmilch • 1 reife Banane, in dünne Scheiben geschnitten • 1 EL ungesalzene Erdnüsse, halbiert • 1 EL geraspelte Zartbitterschokolade (mind. 80 Prozent Kakao)

Haferflocken, Amaranth, Erdnussmus, Kakaopulver, Mandelmilch und Bananenscheiben in einer Müslischale zu einem Brei vermengen. Mit den halbierten Erdnüssen und den Schokoladenraspeln garnieren.

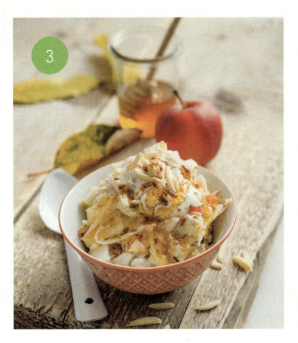
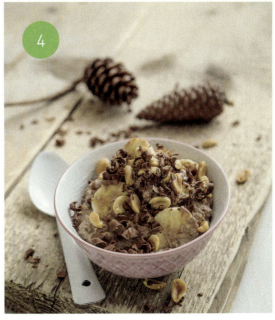

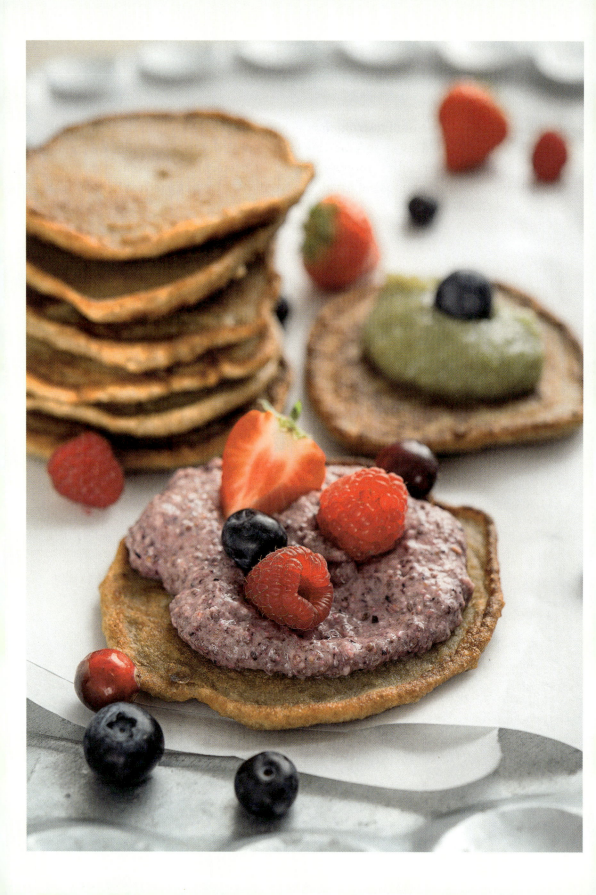

ZUCKERFREIE PANCAKES MIT BUNTEM BEERENJOGHURT

Zu einem ausgiebigen Sonntagsfrühstück gehören Pancakes einfach dazu. Wir machen sie sehr oft. Und zwar in einer zuckerfreien Variante mit wenigen Zutaten. Dazu gibt es meist ein tolles Topping wie selbst gemachtes Fruchtmus oder meinen geliebten Beerenjoghurt. Und garniert wird das Ganze mit frischen Beeren nach Saison und Geschmack.

Zutaten für ca. 6 Pancakes:
1 reife Banane, in dünne Scheiben geschnitten • 1 Ei • 180 g Dinkelvollkornmehl • 1 EL Lupinenmehl • 50 g Haferflocken • 150 ml Nussmilch (z. B. Mandelmilch) • Kokosfett zum Anbraten

Alle Zutaten in eine Rührschüssel geben und mit dem Handrührgerät zu einem homogenen Teig verrühren.
Etwas Kokosfett in einer großen Pfanne auf mittlerer Stufe erhitzen. Den Pancake-Teig in großen Klecksen in die Pfanne geben. Nach ca. 1 Minute die Pancakes vorsichtig wenden. Wenn die Pancakes auf beiden Seiten goldbraun sind, auf einen Teller legen und mit einem Topping deiner Wahl garnieren.

Zutaten für den Beerenjoghurt:
200 g frische gemischte Beeren • 200 ml zimmerwarme Kokosmilch • 3 EL Chiasamen • 1 EL Kokosflocken

Die Beeren waschen und mit allen anderen Zutaten im Mixer pürieren. In eine kleine Schale füllen und ca. 20 Minuten stehen lassen. In dieser Zeit wird die Mischung durch die Chiasamen und die Kokosflocken etwas dicker und kann wie Joghurt serviert werden.

Topping-Variante: Avocado-Birnen-Mus
2 reife Birnen • Fruchtfleisch von ½ reifen Avocado • 4 entsteinte Datteln • 1 EL Birnensaft

Die Birnen waschen. Avocado, Birnen und Datteln in kleine Stücke schneiden. Mit dem Birnensaft in den Mixer geben und zu einem cremigen Mus pürieren.

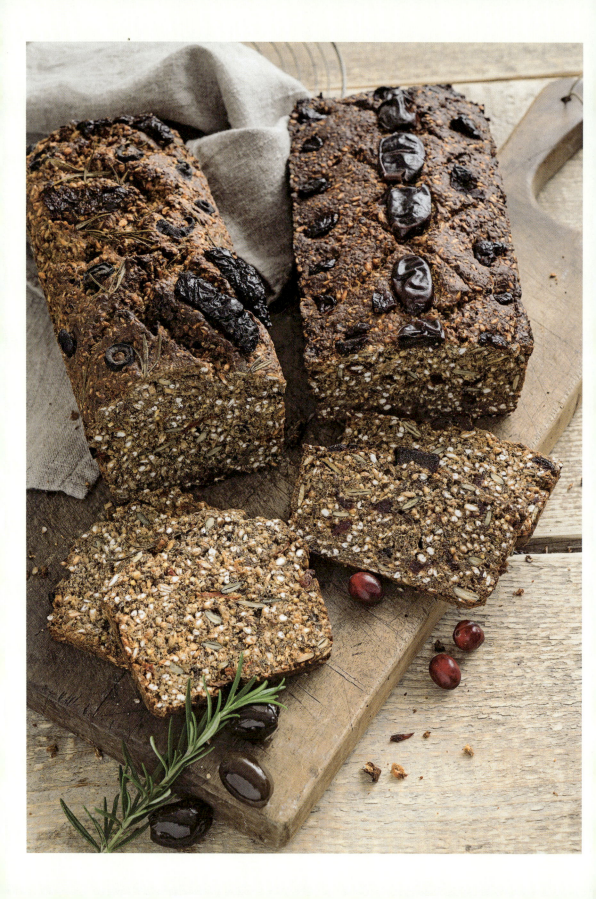

SECHSKÖRNIGES VOLLKORNBROT MIT GEWISSEN EXTRAS

Zugegeben: Ein cleanes Brot selbst zu backen braucht etwas Zeit. Aber es lohnt sich! Allein der köstliche Geruch, der das ganze Haus erfüllt, ist für mich immer wieder eine Motivation. Das Tolle an diesem Brot ist übrigens: Es muss trotz der Hefe nicht ruhen, sondern kann gleich in den Ofen. Das spart dann wieder eine Menge Zeit!

Zutaten für ein Brot (ca. 1,2 Kilogramm):

400 g 6-Korn-Mischung, geschrotet (Weizen, Dinkel, Roggen, Buchweizen etc.) • 150 g Leinsamen, geschrotet • 250 g Dinkelvollkornmehl • 60 g Kürbiskerne • 2 Päckchen Trockenhefe • 400 ml Mandelmilch • 2 TL Brotgewürz (Kümmel, Koriander, Muskatnuss etc.) • 2 EL Chiasamen • 60 g Honig (ersatzweise Ahornsirup) • 1 TL Salz • große Kastenform • Fett für die Form

Das sind die Grundzutaten für ein cleanes Brot. Mit weiteren Zutaten kannst du nun experimentieren und deine eigenen Brotrezepte kreieren. Zwei meiner liebsten Variationen sind ein süßes und ein mediterranes Brot.

Für ein süsses Brot ergänze:
8 entsteinte Datteln, klein geschnitten • 60 g getrocknete, ungezuckerte Cranberrys

---

Für ein herzhaft-mediterranes Brot ergänze:
abgezupfte, fein gehackte Nadeln von 1 Zweig Rosmarin • 6 getrocknete Tomaten (in Öl) • 10 entsteinte schwarze Oliven (in Öl)

Alle Zutaten in eine große Schüssel geben und mit dem Handrührgerät erst auf niedriger, dann auf höchster Stufe gut 5 Minuten zu einem homogenen Brotteig verrühren.
Eine Kastenform einfetten und den Teig mit dem Teigschaber in die Form füllen, leicht andrücken und glatt streichen. Die Oberfläche mit einem Messer kreuzweise einschneiden, dann bekommt das Brot eine schöne knusprige Kruste.
Den Backofen auf 150 °C Umluft vorheizen. Die Form in den Ofen schieben (mittlere Schiene) und das Brot ca. 90 Minuten backen. Mit einem langen Holzspieß in das Brot stechen; bleibt kein Teig hängen, ist das Brot fertig. Ansonsten noch 10 Minuten weiterbacken.
Das fertig gebackene Brot aus dem Ofen nehmen und gut abkühlen lassen, erst dann in Scheiben schneiden und genießen.

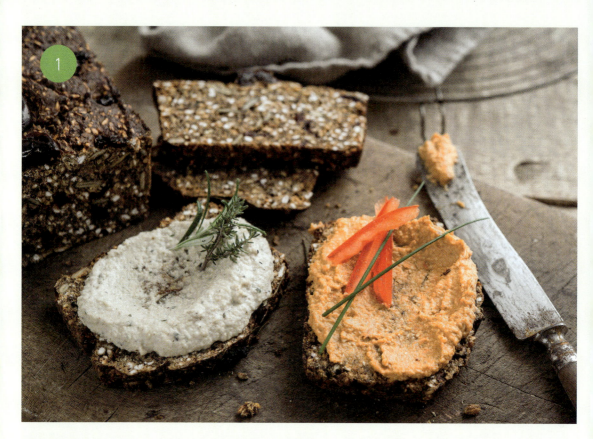

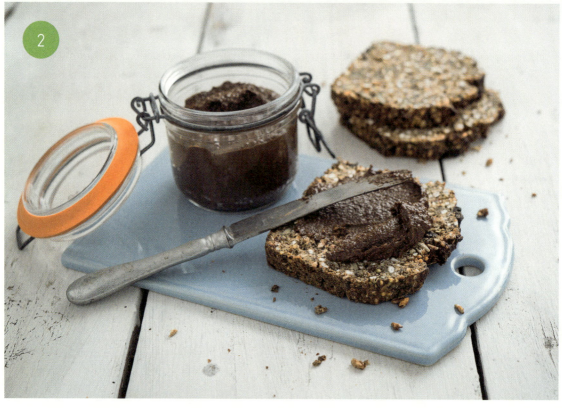

① CASHEW-FRISCHKÄSE MIT FRISCHEN KRÄUTERN

Dieser vegane Frischkäse ist eine tolle Alternative zu gekauftem Aufstrich und bietet viele Variationsmöglichkeiten: frische Kräuter, getrocknete Tomaten, Honig …

Zutaten für ca. 250 Gramm:
150 g ungesalzene Cashewnüsse • 100 ml Wasser • 1 EL Tahin (Sesammus) • ½ TL Meersalz • 1 TL grob gemahlener Pfeffer • abgezupfte Nadeln von 1 Zweig Rosmarin • abgezupfte Blätter vor 1 Zweig Thymian • Saft von ½ Zitrone

Cashewnüsse über Nacht in Wasser einweichen. Am nächsten Tag abgießen und abspülen. Cashewnüsse mit Wasser, Tahin, Salz, Pfeffer, Rosmarin, Thymian und Zitronensaft in den Mixer geben. Auf niedrigster Stufe mit dem Mixen beginnen, sonst setzt sich die Masse am Rand fest. Die Zutaten zu einer Creme pürieren und in ein verschließbares Glas geben.

Variante: Tomatischer Frischkäse mit Oliven
150 g ungesalzene Cashewnüsse • 50 ml Wasser • Saft von ½ Zitrone • ½ TL Meersalz • 1 große Tomate • 6 getrocknete Tomaten (in Öl) • 6 entsteinte schwarze Oliven (in Öl) • 1 TL Olivenöl

Die Zubereitung geht genauso wie beim Cashew-Frischkäse.

② HEISS BEGEHRTES NUTELLA

Hand aufs Herz! Wer liebt Nutella nicht? Doch clean ist etwas anderes. Das hat mich angespornt, eine cleane Variante zu entwickeln. Sie schmeckt mir sogar noch besser.

Zutaten für ca. 300 Gramm:
150 g ganze Haselnüsse oder Haselnussbruch • 6 entsteinte frische oder getrocknete Datteln • 2 EL Honig • 180 ml lauwarmes Wasser • 25 g rohes Kakaopulver • 1 EL Kokosblütenzucker • 2 EL Kokosfett • 1 Prise gemahlene Vanille

Die Haselnüsse über Nacht in Wasser einweichen. Am nächsten Tag abgießen und abspülen. Die Datteln vierteln. Honig und lauwarmes Wasser verrühren und mit Datteln, Haselnüssen, Kakaopulver, Kokosblütenzucker, Kokosfett und Vanille in den Mixer geben. Zuerst auf niedrigster, dann auf höchster Stufe zerkleinern, bis eine homogene Masse entsteht. Nach Geschmack 1 TL Honig unterrühren.

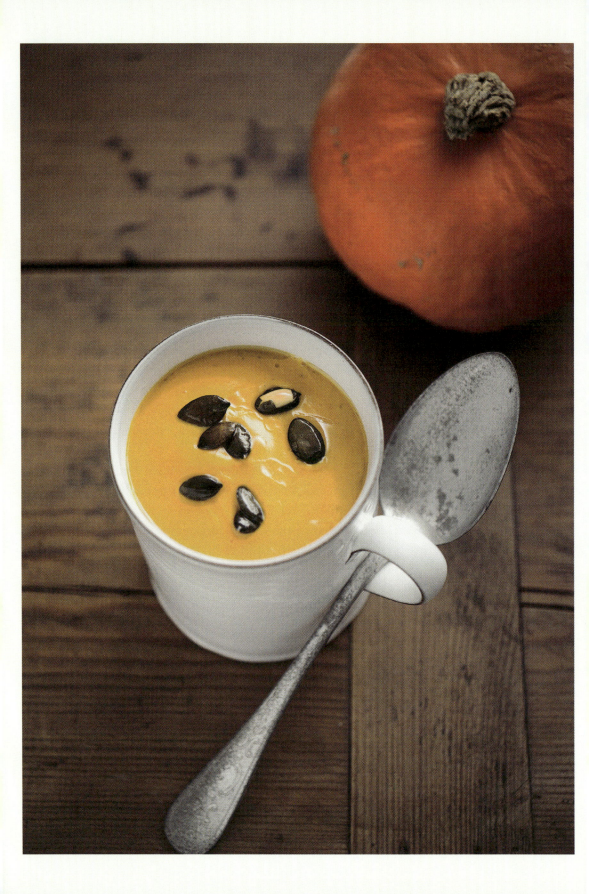

VEGANE KÜRBIS-SÜSSKARTOFFEL-SUPPE

Herbstzeit ist Kürbiszeit und sobald ich sie entdecke, koche ich diese leckere Suppe in großen Mengen. Das Fruchtfleisch des Hokkaidokürbis enthält übrigens eine gute Portion Betacarotin, welches antioxidative sowie entzündungshemmende Eigenschaften besitzt und gleichzeitig unsere Abwehrkräfte stärkt. Die Suppe ist also perfekt für den bevorstehenden Winter!

Zutaten für 4 Portionen:
1 große Süßkartoffel • 1 Hokkaidokürbis • 2 Schalotten • 1 Knoblauchzehe • 1 EL Chili-Öl • Sesamöl zum Anbraten • 750 ml Gemüsebrühe • 5 Stängel frischer oder getrockneter Majoran • 200 ml Kokosmilch • 1 Prise Cayennepfeffer • ½ TL Paprikapulver • ½ TL Currypulver • Salz • 4 EL Kürbiskerne • Öl zum Rösten

Die Süßkartoffel schälen, waschen und in kleine Würfel schneiden. Den Hokkaidokürbis waschen, entkernen und in kleine Stücke schneiden. Schalotten und Knoblauch schälen und fein würfeln. Das Chili-Öl und etwas Sesamöl in einem großen Topf erhitzen und Schalotten und Knoblauch darin scharf anbraten, bis beides leicht braun wird.

Kürbis- und Süßkartoffelstücke dazugeben und ebenfalls kurz anbraten. Anschließend mit der Gemüsebrühe ablöschen und auf mittlerer Stufe 15 bis 20 Minuten köcheln lassen, bis Kürbis und Süßkartoffel weich sind.

Den Majoran waschen, die Blätter abzupfen und mit der Kokosmilch hinzugeben. Die Suppe mit Cayennepfeffer, Paprikapulver und Currypulver würzen und 5 bis 10 Minuten weiterköcheln lassen.

Den Topf vom Herd nehmen und die Suppe mit dem Stabmixer schön sämig pürieren. Falls die Konsistenz zu dick erscheint, noch etwas Gemüsebrühe hinzugeben. Zum Schluss die Suppe mit Salz und ggf. weiterem Cayennepfeffer abschmecken und noch 5 Minuten köcheln lassen.

Inzwischen die Kürbiskerne in einer Pfanne in etwas Öl anrösten. Die Kürbis-Süßkartoffel-Suppe auf Tellern oder in Tassen anrichten und mit den Kürbiskernen garnieren.

CLEANE GEMÜSECREMESUPPEN

Die Kürbis-Süßkartoffel-Suppe ist nur eine meiner Lieblingssuppen. Auch aus Roter Bete, Brokkoli, Kohlrabi, Möhren, Tomaten, Wildkräutern, Pilzen und vielem mehr lassen sich wunderbare Cremesuppen zaubern. Die drei wichtigsten Zubereitungsschritte sind das Vorkochen der klein geschnittenen Gemüse, das Pürieren sowie das kräftige Würzen und Abschmecken.

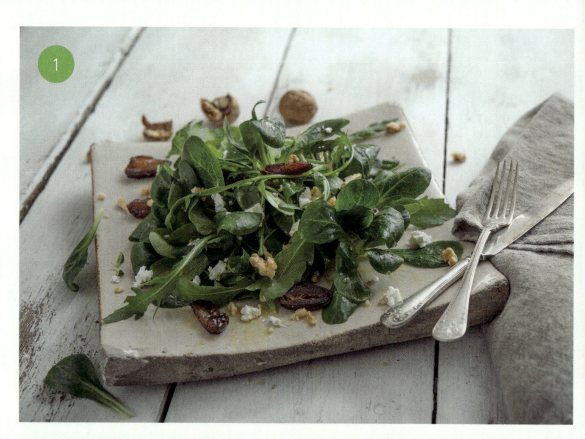

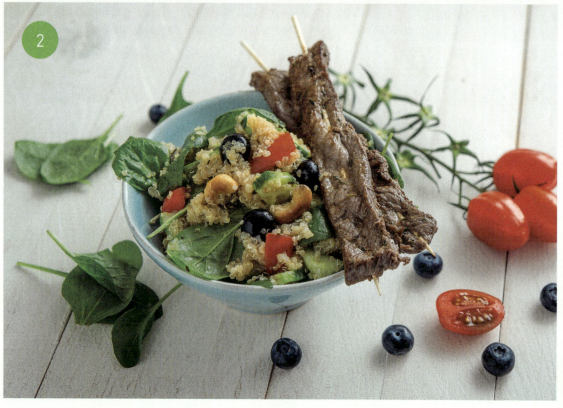

1 SPINATSALAT MIT DATTELN UND ZIEGENKÄSE

Zutaten für 1 Portion als Hauptgericht:
100 g Blattspinat • 50 g Rucola • 50 g Feldsalat • 1 Handvoll Walnüsse • ca. 30 g weicher, bröseliger Ziegenkäse • 8 entsteinte getrocknete Datteln • Öl zum Braten • 1 TL Honig • 3 EL Olivenöl • 2 EL Birnensaft

Spinat, Rucola und Feldsalat waschen, in Stücke zupfen und in einer Salatschüssel mischen. Walnüsse klein hacken, Ziegenkäse zerbröseln. Datteln längs vierteln und in einer Pfanne mit etwas Öl auf mittlerer Stufe anbraten, bis sie leicht karamellisieren. Honig, Olivenöl und Birnensaft zu einem Dressing anrühren und über die Blattsalate geben. Die Datteln darauf anrichten und Ziegenkäse sowie Walnüsse daraufstreuen.

2 QUINOA-SALAT MIT SATÉ-SPIESSEN

Dieser mediterrane Quinoa-Salat erinnert mich immer an den Sommer. Er ist wunderbar für Grillabende und Gartenparties jeder Art geeignet und kam auch bei meinen Gästen immer gut an.

Zutaten für 4 Portionen:
200 g Quinoa • 1 Stängel Zitronengras • ca. 400 ml Wasser • 2 EL Kräuter der Provence • Meersalz • ½ Salatgurke • 10 Kirschtomaten • 2 Handvoll Blattspinat • 150 g Heidelbeeren • 2 EL kalt gepresstes Olivenöl • Saft von 1 Orange • 40 g ungesalzene Cashewnüsse • 400 g Rinderfilet • 8 Stängel frisches Bohnenkraut • 2 EL Tahin (Sesammus) • 3 EL Sesamöl • Salz • Pfeffer • 8 Holzspieße (ca. 15 cm Länge)

Quinoa in ein Sieb geben und kurz waschen. Zitronengras erst quer, dann längs halbieren. Das Wasser zum Kochen bringen, Quinoa, Zitronengras, Kräuter und etwas Meersalz dazugeben, auf mittlerer Stufe ca. 25 Minuten unter Rühren köcheln lassen, bis die Quinoa aufgequollen ist.
Inzwischen Gurke, Tomaten, Spinat und Heidelbeeren waschen. Gurke in Scheiben schneiden und diese vierteln, Tomaten vierteln, Spinatblätter in Stücke zupfen. Quinoa (ohne das Zitronengras) in eine Salatschüssel geben, Olivenöl und Orangensaft unterrühren. Gurke, Tomaten, Heidelbeeren und Spinat unterheben. Cashewnüsse kurz rösten und unterrühren.
Rinderfilet längs in dünne Streifen schneiden. Bohnenkraut waschen, Blätter abzupfen und mit Tahin, Sesamöl, Salz und Pfeffer in einer Schale verrühren. Fleisch ca. 20 Minuten darin marinieren. Danach jeden Filetstreifen auf einen Holzspieß stecken und von jeder Seite 4 bis 5 Minuten braten. Jede Portion mit zwei Spießen servieren.

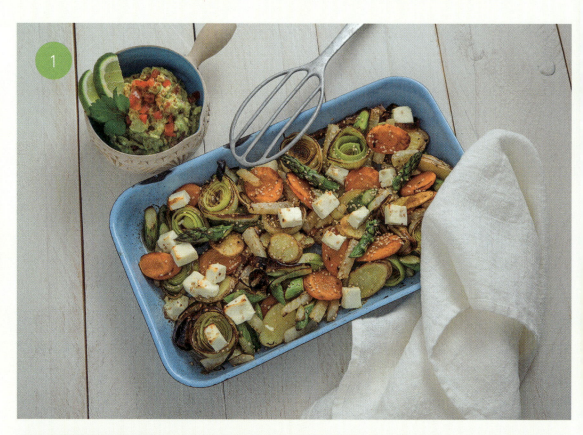

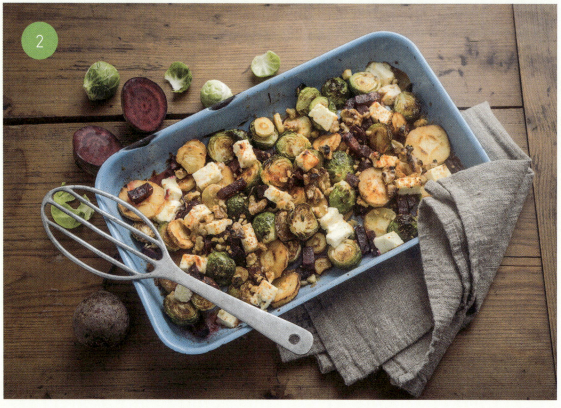

ZWEIERLEI BUNTES OFENGEMÜSE MIT FETA

Leckeres Ofengemüse gehört in der Clean-Eating-Küche zum Standard. Es ist in knapp 30 Minuten fertig, kann weitgehend saisonal variiert werden und sorgt für eine gute Portion Nährstoffe in vielfältiger Form.

① Zutaten für 1 Portion Frühlingsgemüse:
4 Stangen grüner Spargel • 1 Stange Lauch • 4 kleine junge Kartoffeln • 1 dicke Möhre • ½ Kohlrabi • 100 g fester Feta aus Schafsmilch • 2 EL Sesamöl • 1 Prise grobes Meersalz • 1 Prise frisch gemahlener Pfeffer • 1 EL Sesamsamen

② Zutaten für 1 Portion Wintergemüse:
8 Rosenkohlröschen • 1 kleine Rote Bete • 1 Pastinake • 100 g fester Feta aus Ziegenmilch • 2 EL Olivenöl • 1 EL Honig • ½ TL scharfe Gewürzmischung (Rosenpaprika, grobes Meersalz, Paprikapulver, Cayennepfeffer) • 20 g Walnüsse

Gemüse je nach Sorte waschen bzw. schälen, putzen, in kleine Würfel oder Scheiben schneiden und in einer Auflaufform verteilen. Bei der Frühlingsvariante darf die Schale an den Kartoffeln bleiben, wenn sie gut geputzt ist. Gleiches gilt bei der Wintervariante für die Rote Bete.

Den Fetakäse würfeln und unter das Ofengemüse mischen. Beim Frühlingsgemüse das Sesamöl über dem Gemüse verteilen, gut durchmischen, mit Meersalz und Pfeffer würzen und mit Sesam bestreuen. Das Wintergemüse mit Olivenöl und Honig beträufeln und mit der Gewürzmischung würzen. Die Walnüsse zerbröseln und über das Gemüse streuen. Im Backofen bei 200 °C Umluft 20 bis 25 Minuten backen, bis die Gemüse und der Feta leicht goldbraun werden. Nach der Hälfte der Zeit einmal gut durchmischen.

DIP-TIPP: GUACAMOLE

Zum Ofengemüse darf ein würziger Dip nicht fehlen! Während das Gemüse im Ofen gart, kannst du in Ruhe diese leckere Guacamole zubereiten.

Zutaten für 1 kleine Portion:
Fruchtfleisch von 1 reifen Avocado • 1 Strauchtomate • 1 Limette • ½ Knoblauchzehe • 1 TL Naturjoghurt • 1 Prise Meersalz • 1 Prise gemahlener Pfeffer • ggf. Paprikapulver

Avocado mit einer Gabel fein zerdrücken. Tomate waschen und fein würfel. Limette auspressen. Knoblauch schälen und auspressen. Tomatenwürfel, Limettensaft, Knoblauch und Joghurt unter das Avocadomus rühren. Mit Meersalz, Pfeffer und ggf. Paprikapulver abschmecken.

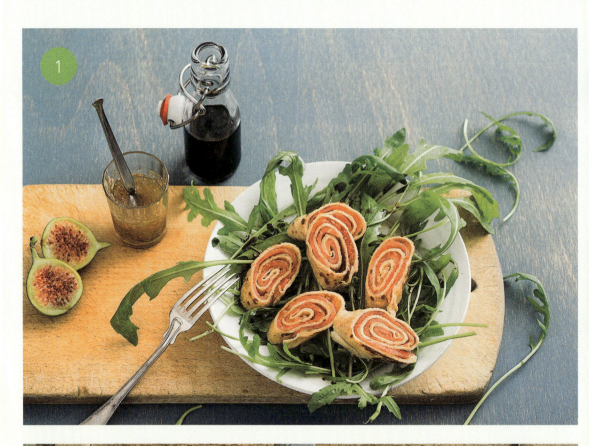

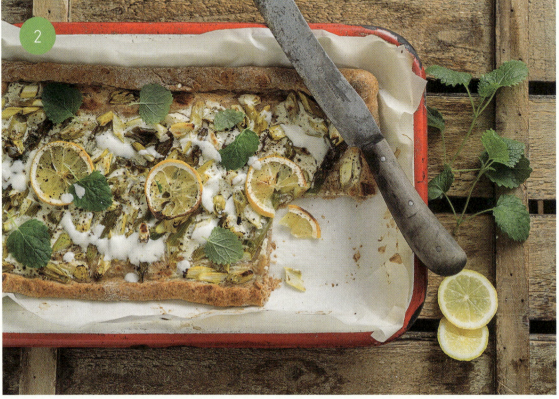

❶ PFANNKUCHENRÖLLCHEN MIT WILDLACHS UND RUCOLA

Zutaten für 2 große Pfannkuchen:
240 ml frische Vollmilch • 120 g Dinkelvollkornmehl • 3 Eier • ½ TL Salz • Öl zum Backen • 1 EL Feigensenf • 100 g geräucherter Wildlachs in Scheiben • 2 Handvoll Rucola • Balsamico nach Belieben

Milch in eine Schüssel geben, das Mehl nach und nach klümpchenfrei unterrühren. Eier und Salz verquirlen, dazugeben und alles glatt rühren. Etwas Öl in einer großen Pfanne auf mittlerer Stufe erhitzen. Die Hälfte des Teigs hineingießen und auf der Unterseite goldbraun backen. Wenden und von der anderen Seite ebenso backen. Den zweiten Pfannkuchen genauso zubereiten.

Die Pfannkuchen je zur Hälfte dünn mit Feigensenf bestreichen und mit je 50 g Wildlachs belegen. Aufrollen und in Röllchen schneiden. Rucola auf zwei Teller verteilen, mit Balsamico beträufeln und die Pfannkuchenröllchen darauf anrichten.

❷ FLAMMKUCHEN MIT SPARGEL UND ZITRONENCREME

Zutaten für 2 Flammkuchen:
1 Päckchen Trockenhefe • 150 g Dinkelvollkornmehl • 15 g Butter • 1 Prise Salz • 3 Frühlingszwiebeln • 300 g grüner Spargel • 1 Bio-Zitrone • 2 EL Olivenöl • 125 g Naturjoghurt • Pfeffer • ggf. Zitronenmelisse

Hefe und Mehl mischen, mit Butter und Salz zu einem glatten Teig verkneten. Zugedeckt an einem warmen Ort 30 bis 45 Minuten gehen lassen. Inzwischen Frühlingszwiebeln putzen, waschen und in Ringe schneiden. Spargel waschen, putzen, Stangen halbieren, das untere Drittel schälen und jede Stange längs halbieren. Eine Zitronenhälfte auspressen, den Saft mit Frühlingszwiebeln und Olivenöl mischen, Spargel 15 Minuten darin marinieren. Restlichen Zitronensaft mit Joghurt verrühren, salzen und pfeffern. Die andere Zitronenhälfte in Scheiben schneiden. Teig halbieren, je auf ein mit Backpapier ausgelegtes Backblech legen und zu zwei dünnen Fladen ausrollen. Mit Zitronencreme bestreichen und Spargel, etwas Marinade und Zitronenscheiben darauf verteilen. Im Backofen bei 180 °C Umluft 15 Minuten goldbraun backen. Ggf. mit Zitronenmelisse garnieren.

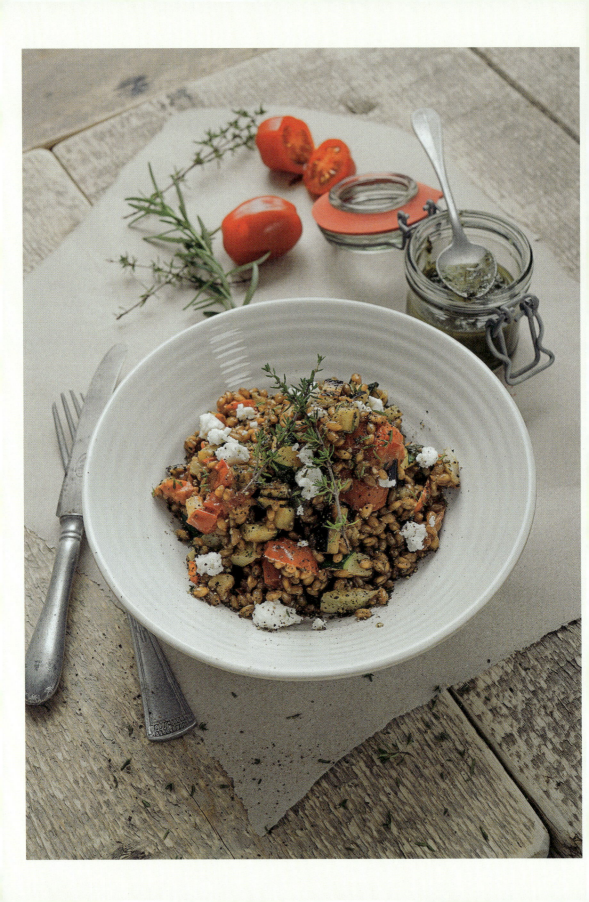

MEDITERRANES EMMEROTTO MIT WILDKRÄUTER-PESTO

Emmer ist eine der ältesten und gesündesten Getreidesorten der Welt. Das Urgetreide stammt aus dem Vorderen Orient und war schon in der Jungsteinzeit bekannt. Mit Urgetreide ist gemeint, dass Emmer aufgrund seiner nebensächlichen Rolle im heutigen landwirtschaftlichen Getreideanbau noch ursprünglich, das heißt nicht zuchtoptimiert ist. Er ist reich an Carotinoiden, Magnesium, Eisen und Zink. Außerdem enthält er eine gute Portion Ballaststoffe.

Zutaten für 2 Portionen:
350 g Emmer • 10 kleine Tomaten • ½ Aubergine • ½ Zucchini • 2 EL Olivenöl • 200 ml Gemüsebrühe • 2 Zweige Thymian • 2 EL Wildkräuter-Pesto (siehe unten) • Salz und Pfeffer • ca. 50 g Ziegenfrischkäse (Veganer lassen ihn weg)

Den Emmer 24 Stunden in reichlich lauwarmem Wasser einweichen. Am nächsten Tag abgießen. Tomaten, Aubergine und Zucchini putzen, waschen, würfeln und in einem Topf in 1 EL Olivenöl scharf anbraten. Den Emmer dazugeben und mit der Gemüsebrühe ablöschen. Kurz aufkochen und dann auf kleiner Stufe ca. 20 Minuten köcheln lassen. Thymian waschen und die Blättchen abzupfen. Wildkräuter-Pesto, übriges Olivenöl und ein paar Thymianblättchen unter die Gemüse-Emmer-Mischung rühren. Am Ende der Kochzeit mit Salz und Pfeffer abschmecken, auf zwei Teller verteilen und mit den übrigen Thymianblättchen und dem zerbröselten Ziegenkäse garnieren.

Zutaten für 1 kleines Glas Wildkräuter-Pesto:
2 Handvoll mediterrane Wildkräuter (Rosmarin, Thymian, Bohnenkraut, Majoran etc.) • 2 Knoblauchzehen • 16 Walnusskerne • 4 EL Olivenöl • 1 Prise Salz • ggf. Pfeffer

Kräuter waschen, Nadeln bzw. Blätter abzupfen und klein hacken. Knoblauch schälen und sehr fein hacken. Walnusskerne grob hacken und mit dem Olivenöl im Mörser zu einem Brei zermahlen. Wildkräuter und Knoblauch dazugeben und alle Zutaten gut vermengen. Mit Salz und ggf. Pfeffer abschmecken und in einem kleinen Glas mit Deckel kühl aufbewahren. Das Pesto schmeckt nicht nur zum Emmerotto, sondern auch auf frischem Vollkornbrot, als Dip zu Ofengemüse oder zum gegrillten Steak.

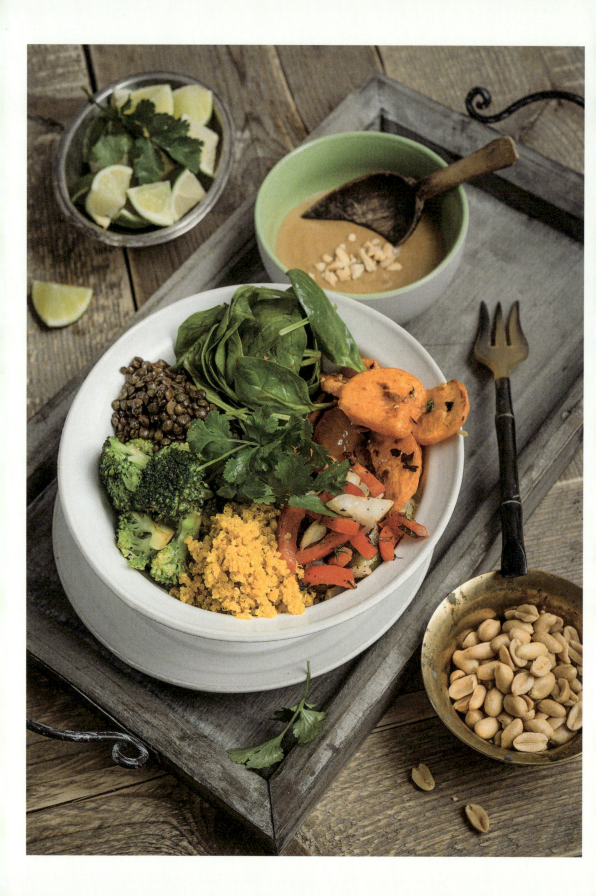

BALINESISCH INSPIRIERTE BUDDHA BOWL

Zutaten für 4 Portionen:

1 Knoblauchzehe • Olivenöl nach Bedarf • Gemüsebrühe nach Bedarf • 125 g Erdnussmus (ohne Zucker) • 50 ml Kokosmilch • 2 EL Sojasoße • Honig • Salz • Pfeffer • 250 g frischer Spinat • 2 EL fruchtige Vinaigrette • 250 g Quinoa • 250 g braune Berglinsen • ½ TL Masala-Gewürz • Cayennepfeffer • ½ TL Currpulver • 1 Brokkoli • 1 rote Paprikaschote • 1 Fenchelknolle • Meersalz • Paprikapulver • getrockneter Thymian und Oregano • 1 große Süßkartoffel • Chili-Gewürzmischung

Zubereitung des Erdnussdips:

Knoblauch schälen, auspressen und in etwas Olivenöl goldbraun anbraten. Mit 100 ml Gemüsebrühe ablöschen. Erdnussmus, Kokosmilch, Sojasoße und 1 EL Honig unterrühren. Mit Salz und Pfeffer abschmecken.

Zubereitung des Spinatsalats:

Spinat waschen, ggf. kleiner zupfen und in eine Schüssel geben. Mit einer Vinaigrette (z. B. Himbeer-Vinaigrette) beträufeln und gut durchmischen.

Zubereitung der Quinoa und der Berglinsen:

Quinoa und Berglinsen nach Packungsangabe in Gemüsebrühe kochen. Quinoa kurz vor Ende der Garzeit mit etwas Salz und Masala-Gewürz würzen und gut durchmischen. Berglinsen kurz vor Ende der Garzeit mit Salz, Cayennepfeffer und Currypulver würzen.

Zubereitung des Brokkolis:

Brokkoli waschen und in gleich große Stücke schneiden. In Olivenöl in einer Pfanne auf mittlerer Stufe 6 bis 7 Minuten rösten, bis er gebräunt ist. Mit Salz und Pfeffer würzen.

Zubereitung des Paprika-Fenchel-Gemüses:

Paprikaschote und Fenchel putzen, waschen und klein schneiden. In einer Pfanne in etwas Olivenöl auf mittlerer Stufe bissfest braten. Mit Meersalz, Pfeffer, Paprikapulver, Thymian und Oregano würzen.

Zubereitung der gebratenen Süßkartoffel:

Süßkartoffel schälen und in dünne Scheiben schneiden. Mit etwas Öl in einer Pfanne auf mittlerer Stufe goldbraun braten, dabei regelmäßig wenden. Kurz vor Schluss mit einer Chili-Gewürzmischung und Salz würzen. Beim Anrichten mit etwas Honig beträufeln.

Damit alles gleichzeitig fertig ist, gehst du am besten in dieser Reihenfolge vor: zuerst Erdnussdip und Spinatsalat zubereiten, dann die Gemüse vorbereiten, danach Quinoa und Berglinsen zubereiten und inzwischen die Gemüse braten. Zum Schluss richtest du alles dekorativ in einer »Bowl« an und servierst das Gericht mit dem lauwarmen Erdnussdip.

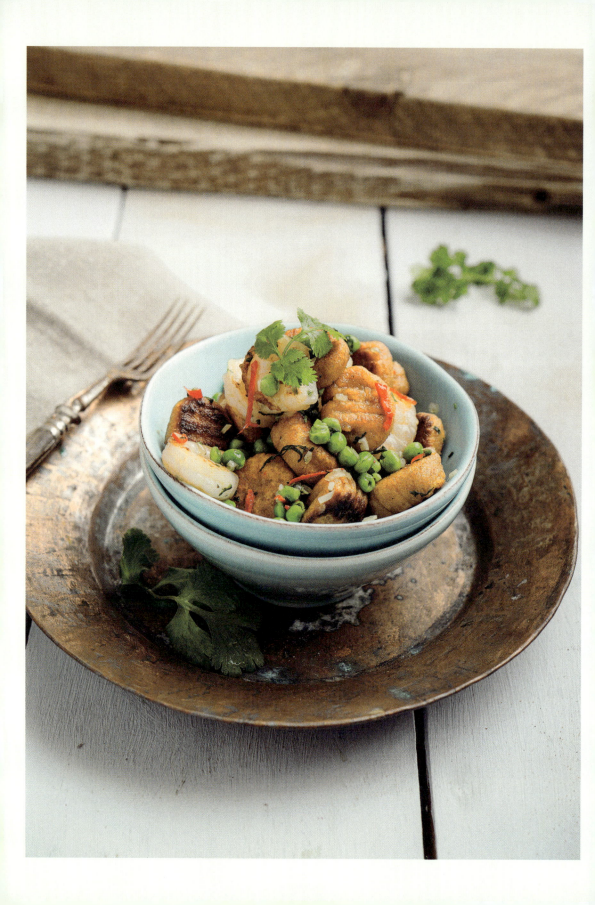

SÜSSKARTOFFEL-GNOCCHI MIT CHILI-GARNELEN

Ich liebe kross gebratene Gnocchi! Natürlich mache ich sie am liebsten selbst. Mit Süßkartoffeln, frischen Erbsen und den in einer Chili-Marinade gebratenen Garnelen ist dieses cleane Gericht wahnsinnig lecker und zugleich sehr speziell!

Zutaten für 2 Portionen:
400 g Süßkartoffeln • 1 TL Salz • 1 Prise Pfeffer • 150 g Dinkelvollkornmehl • 1 rote Chilischote • 1 Schalotte • 2 Knoblauchzehen • ½ Bund frischer Koriander • Saft von ½ Limette • 2 EL Olivenöl • Meersalz • 300 g Garnelen (küchenfertig, ohne Schale und Kopf) • 400 g Erbsenschoten

Vorbereitung der Gnocchi:
Süßkartoffeln schälen und klein schneiden. In Salzwasser ca. 15 Minuten garen. Wasser abgießen und die Süßkartoffeln mit einem Kartoffelstampfer zu Brei zerstampfen. Süßkartoffelbrei, Salz, Pfeffer und Mehl mit dem Handrührgerät zu einem homogenen Teig verkneten. 10 Minuten ruhen lassen. Etwas Mehl auf ein großes Küchenbrett streuen und den Teig darauf zu gleichmäßig dicken Rollen formen. Dabei Hände und Teig immer gut mit Mehl bestäuben. Von den Rollen ca. 30 Stücke abschneiden und zu Gnocchi formen. Fertige Gnocchi auf einen mit Mehl bestäubten Teller legen, leicht flach drücken und mit einer Gabel das typische Gnocchi-Muster eindrücken.

Vorbereitung der Chili-Garnelen:
Chili waschen, entkernen und in feine Streifen schneiden. Schalotte schälen und klein würfeln. Knoblauch schälen und auspressen. Koriander waschen, die Blätter abzupfen und fein hacken. Die vorbereiteten Zutaten mit Limettensaft, Olivenöl und Meersalz zu einer Marinade vermengen. Die Garnelen ca. 20 Minuten darin marinieren.

Weitere Zubereitungsschritte:
Während die Garnelen marinieren, Erbsen aus den Schoten pulen und waschen. Gnocchi in einer großen Pfanne in etwas Öl ca. 10 Minuten goldbraun braten, bis sie außen knusprig und innen weich sind. Zeitgleich in einer zweiten Pfanne die Chili-Garnelen anbraten, nach 3 bis 4 Minuten die Erbsen zugeben und beides auf mittlerer Stufe weiterbraten. Gnocchi und Garnelen auf zwei Teller oder Schälchen verteilen und genießen.

TIPP
Natürlich können Gnocchi auch mit normalen Kartoffeln, Kürbis, Roter Bete oder einer Kombination aus diesen Zutaten gemacht werden. Nimm doch mal eine kleine Süßkartoffel und eine große Rote Bete (ca. 400 g gesamt) für ganz spezielle Gnocchi.

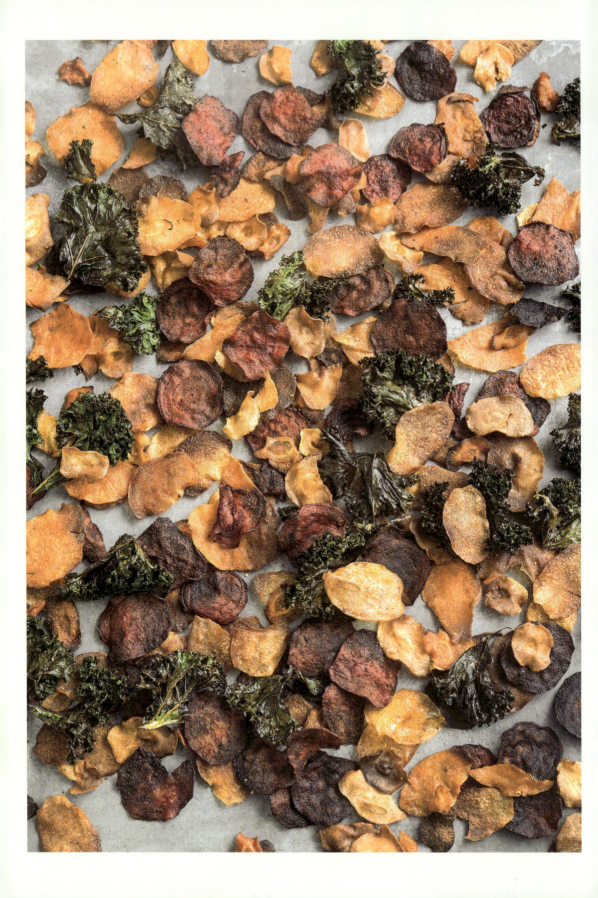

BUNTE GEMÜSECHIPS MIT GEWÜRZMISCHUNG

Cleane Gemüsechips lassen sich einfach selbst herstellen und schmecken besser als alle gekauften. Dafür eignen sich Kartoffeln, aber auch Rote Beten, Möhren, Pastinaken, Grünkohl und Süßkartoffeln. Die Verfeinerung deiner bunten Gemüsechips erreichst du mit verschiedenen Gewürzmischungen.

Zutaten für 4 Portionen zum Knabbern:
3 kleine Kartoffeln • 1 mittelgroße Süßkartoffel • 1 kleine Rote Bete • 1 dicke Pastinake • 1 dicke Möhre • 200 g frischer Grünkohl (3–4 große Stängel) • 3 EL Olivenöl • 1 EL Gewürzmischung nach Wunsch

Kartoffeln, Süßkartoffel und Rote Bete schälen. Pastinake und Möhre putzen und waschen. Alle Sorten mit einem Gemüsehobel in sehr feine Scheiben schneiden. Grünkohl waschen, die Blätter abzupfen und in mundgerechte Stück reißen.
Das Olivenöl mit der gewünschten Gewürzmischung (siehe unten) in einer großen Schale verrühren. Die Gemüsescheiben und die Grünkohlblätter mit den Händen darin wenden, bis sie gut mit Öl und Gewürzen bedeckt sind.
Zwei Backbleche mit Backpapier auslegen. Auf ein Blech die Kartoffel-, Süßkartoffel-, Rote-Bete-, Möhren- und Pastinakenscheiben verteilen, sie sollten sich nicht überlappen. Auf das zweite Blech die Grünkohlblätter legen. Beide Bleche in den Ofen schieben, den Grünkohl nach unten. Gemüsechips bei 150 °C Umluft backen. Nach ca. 10 Minuten den Zustand der Grünkohlchips prüfen. Wenn die Blätter leicht bräunlich und kross sind, sind sie genau richtig. Die Gemüsescheiben ca. 18 Minuten backen, bis sie schön knusprig, aber nicht verbrannt sind. Alle Chips auskühlen lassen und probieren.

EIGENE GEWÜRZMISCHUNGEN KREIEREN

Natürlich kannst du gekaufte Gewürzmischungen für deine Gemüsechips verwenden. Aber es macht auch viel Spaß, mit Gewürzen zu experimentieren. Zwei meiner liebsten Gewürzmischungen siehst du hier.

BBQ-Gewürzmischung:
½ TL Paprikapulver • ½ TL Knoblauchpulver • ½ TL Currypulver • ½ TL grobes Meersalz • 1 Msp. Cayennepfeffer

Mediterrane Kräuter-Gewürz-Mischung:
½ TL Thymianblättchen • ½ TL fein gehackte Rosmarinnadeln • ½ TL grobes Meersalz • ½ TL Bohnenkraut • 1 Prise schwarzer Pfeffer

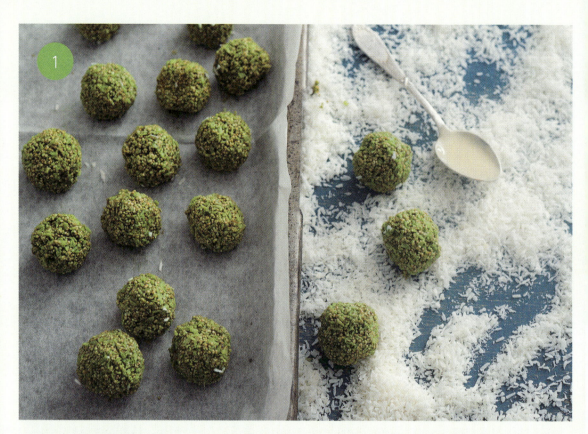

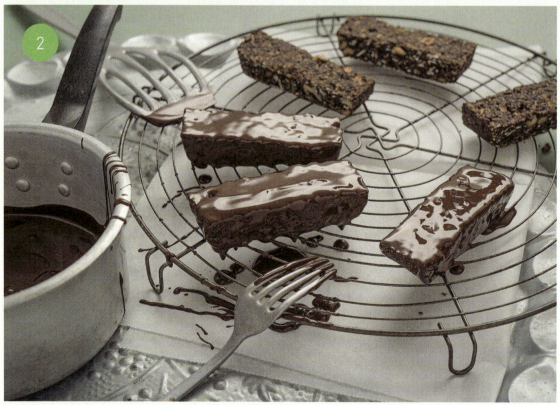

1 SOMMERSÜSSE KOKOS-MATCHA-BALLS

Ich liebe diese kleinen Kugeln und kann gar nicht genug davon bekommen. Muss ich auch nicht, denn die cleanen Kokos-Matcha-Balls sind in wenigen Minuten gemacht.

Zutaten für ca. 18 Kokos-Matcha-Balls:
30 g Kokosflocken (1 Tasse) • 25 g gepuffter Amaranth (½ Tasse) • 2 EL Kokosöl • 2 EL weißes Mandelmus • 1 ½ EL Honig • ½ TL gemahlene Vanille • ½ TL Matchapulver

Alle Zutaten in eine große Schüssel geben und mit den Händen oder einem Löffel zu einer homogenen Masse vermengen. Aus der Masse mit den Fingern zwischen den Handflächen kleine Kugeln mit ca. 3 cm Durchmesser formen. Falls sie sich nicht gut formen lassen, noch etwas Honig dazugeben.
Die Kokos-Matcha-Balls auf ein Backblech setzen und im vorgeheizten Ofen bei 150 °C Umluft auf der mittleren Schiene ca. 7 Minuten backen. Sie werden leicht knusprig, aber nicht fest. Anschließend abkühlen und aushärten lassen.

2 ENERGY BARS MIT ZARTBITTERSCHOKOLADE

Hast du diese kernigen Energy Bars erst einmal probiert, greifst du nie mehr zu gekauften Schokoriegeln, die voller Zucker und künstlicher Zutaten stecken.

Zutaten für ca. 8 Energy Bars:
10 entsteinte Datteln • 50 g Erdnüsse mit Schale oder andere Nüsse • 120 g Haferflocken • 2 EL Chiasamen • 1 EL rohes Kakaopulver • 1 TL Macapulver • ½ Tasse Wasser • 50 g Ahornsirup • 150 g Zartbitterschokolade • 1 TL Kokosöl

Datteln klein würfeln. Erdnüsse schälen und halbieren. Datteln, Erdnüsse, Haferflocken, Chiasamen, Kakaopulver und Macapulver in einer Schüssel mischen. In einem Topf Wasser und Ahornsirup verrühren, kurz aufkochen lassen und zu den anderen Zutaten geben. Alles zu einer leicht klebrigen, nussigen Masse rühren. Eine kleine rechteckige Auflaufform mit Backpapier auslegen. Die Masse einfüllen, glatt streichen und gut festdrücken. Den Backofen auf 180 °C Ober- und Unterhitze vorheizen und die Masse gut 25 Minuten backen, bis sie sehr kross und fest ist. Mithilfe des Backpapiers aus der Form heben und auskühlen lassen. In gleich große Riegel schneiden. Die Schokolade hacken und mit dem Kokosöl im Wasserbad schmelzen. Die Energy Bars eintauchen, dann abtropfen und aushärten lassen.

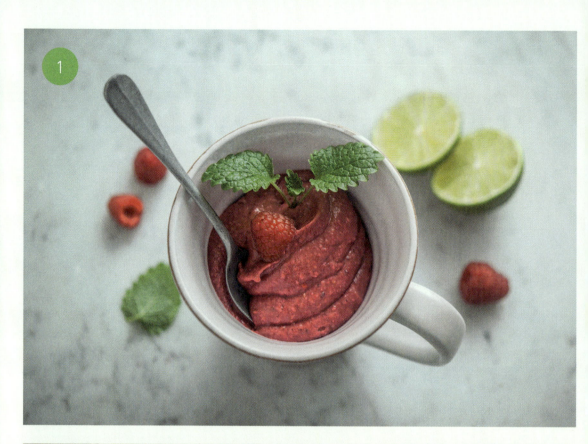

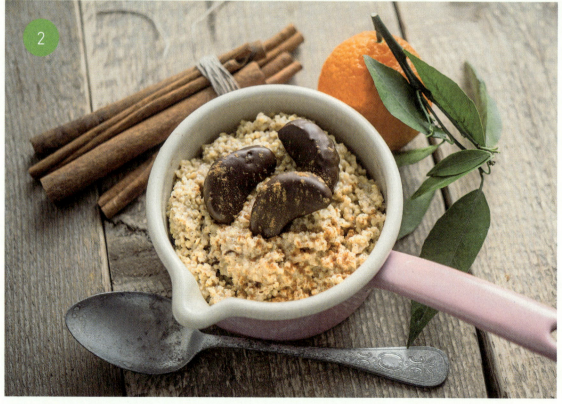

① EISGEKÜHLTES HIMBEER-LIMETTEN-MUS

Dieses erfrischende Mus auf Avocado- und Cashew-Basis mit Himbeeren und Limettensaft ist ein Rezept meiner Freundin Lucia – und genau das richtige Dessert im Sommer!

Zutaten für 2 Portionen:
50 g Cashewnüsse • 150 g gefrorene Himbeeren • 3 entsteinte Datteln • Fruchtfleisch von ½ Avocado • 1 TL Chiasamen • ½ TL gemahlene Vanille • 1 ½ Limetten • 1 EL Wasser • ggf. frische Himbeeren und Minzeblätter zum Garnieren

Die Cashewnüsse über Nacht in Wasser einweichen. Am nächsten Tag abgießen und gut abspülen. Die Himbeeren leicht antauen lassen. Cashewnüsse, Himbeeren, Datteln, Avocado, Chiasamen und Vanille in den Mixer geben. Die Limetten direkt in den Mixer auspressen und das Wasser hinzugeben. Erst auf niedriger Stufe mixen und dann langsam steigern. Das Himbeer-Limetten-Mus sollte cremig und glatt sein. Durch die tiefgefrorenen Himbeeren ist es bereits eiskalt und muss nicht mehr gekühlt werden. Ggf. vor dem Servieren noch mit frischen Himbeeren und Minzeblättern garnieren.

② KOKOSMILCHREIS MIT SCHOKO-MANDARINEN

Dieser cleane Milchreis, der eigentlich gar kein Milchreis ist, sondern auf der Basis von Hirse zubereitet wird, ist die perfekte winterliche Mahlzeit für den süßen Zahn.

Zutaten für 1 große Portion oder 2 Nachtisch-Portionen:
2 Mandarinen oder Clementinen (am besten ohne Kerne) • ca. 100 g Zartbitterschokolade • ca. 300 ml Wasser • 125 g Hirse • 200 ml zimmerwarme Kokosmilch • 2 EL Ahornsirup • 1 TL Zimt • ½ TL gemahlene Vanille

Mandarinen bzw. Clementinen schälen und in Spalten teilen. Möglichst viel Haut entfernen. Schokolade klein hacken und im Wasserbad schmelzen. Mandarinen eintauchen, kurz abtropfen lassen und auf einen Rost legen. Sobald die Schokolade nicht mehr tropft, die Mandarinen ca. 30 Minuten kalt stellen.
Inzwischen das Wasser in einem Topf aufkochen, Hirse hinzugeben und auf mittlerer Stufe 7 bis 10 Minuten köcheln lassen, bis sie das Wasser aufgesogen hat und aufgequollen ist. Kokosmilch gut unterrühren. Die Hitze reduzieren und die Mischung weiterköcheln lassen. Ahornsirup, Zimt und Vanille unterrühren. Den Kokosmilchreis in zwei Schälchen oder einen tiefen Teller füllen und mit den Schoko-Mandarinen und einer Prise Zimt garnieren.

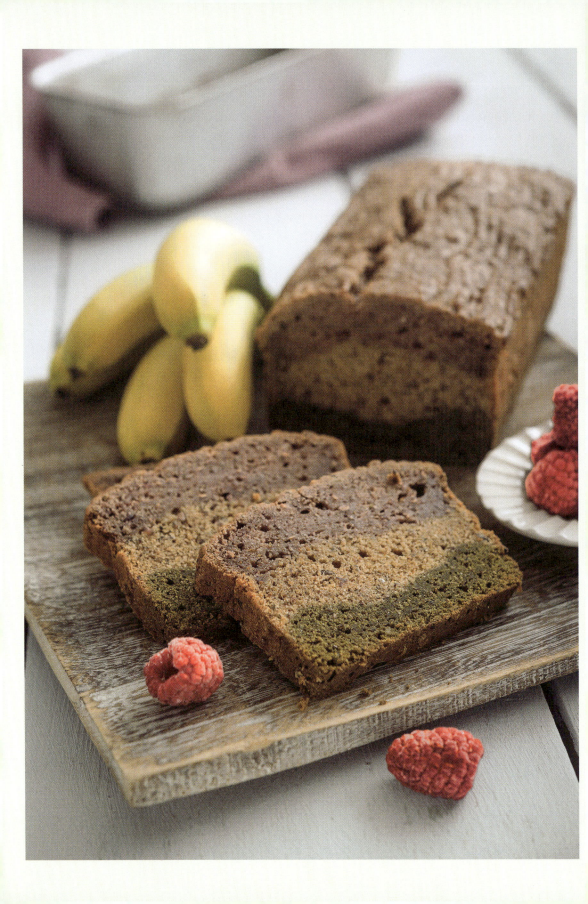

EAT TRAIN LOVE BANANA BREAD

An mein erstes Banana Bread erinnere ich mich noch genau. Es war mitten auf der Road to Hana im Herzen der hawaiianischen Insel Maui. Dieses kuchenartige Brot mit ganz viel Banane war so köstlich, dass ich es zu Hause unbedingt nachbacken musste. Eine besonders schöne Version meines heiß geliebten Banana Breads hat mir meine Freundin Verena zum Geburtstag geschenkt: ein Banana Bread in den EAT TRAIN LOVE Farben Pink, Hellgrün und Gelb.

Zutaten für 1 Banana Bread:
100 g gefrorene Himbeeren • 175 g weiche Butter • 170 g Kokosblütenzucker • 350 g Weizenvollkornmehl • 30 g Chiasamen • 30 g Leinsamen, geschrotet • ½ Päckchen Backpulver • 1 Prise Salz • 150 ml Mandelmilch • 3 reife Bananen • 1 EL Matchapulver • große Kastenform • Fett für die Form

Den Backofen auf 175 °C Ober- und Unterhitze vorheizen. Die Himbeeren aus dem Tiefkühlfach nehmen. Butter und Kokosblütenzucker mit einem Schneebesen cremig aufschlagen. Mehl, Chiasamen, Leinsamen, Backpulver und Salz in einer Schüssel mischen. Diese Mischung abwechselnd mit der Mandelmilch unter die Butter-Zucker-Mischung rühren. Die Bananen schälen, mit einer Gabel zerdrücken und unter den Teig rühren.

Den Teig in drei Portionen teilen. Eine Portion bleibt so (gelblich), wie sie ist. Das Matchapulver zur zweiten Portion und die Himbeeren zur dritten Portion geben. Die beiden letzteren Teigvarianten jeweils gut durchrühren, sodass sie sich grün bzw. pink färben. Die Kastenform gut einfetten. Den Matchateig in die Form geben, danach den gelblichen Teig einfüllen und zum Schluss den pinkfarbenen Teig dazugeben. Mit einer Gabel den Teig wellenförmig marmorieren und die Form auf die mittlere Schiene in den Backofen stellen.

Das Banana Bread ca. 70 Minuten backen. Eventuell nach ca. 50 Minuten mit Backpapier abdecken, damit es nicht zu dunkel wird. Das Banana Bread aus dem Ofen holen, vollständig auskühlen lassen und erst dann in Scheiben schneiden.

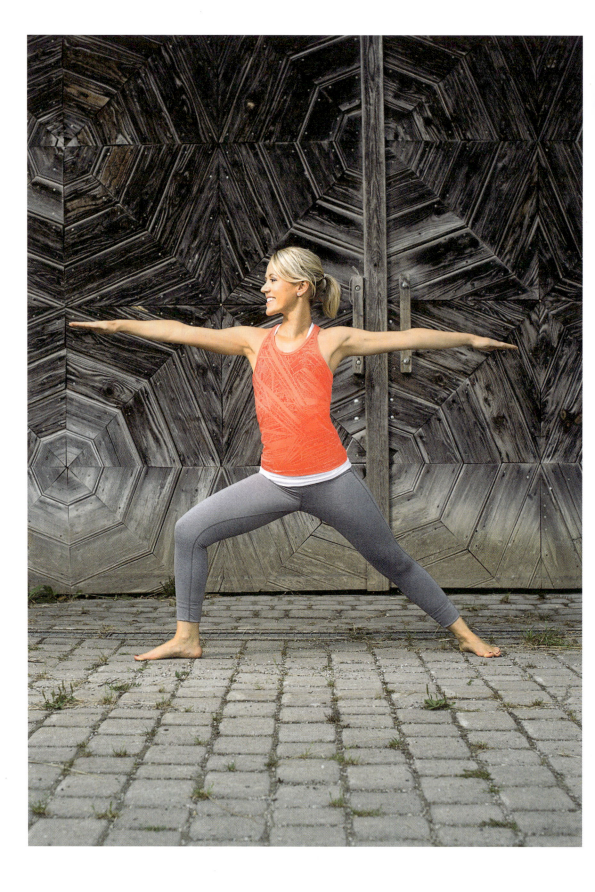

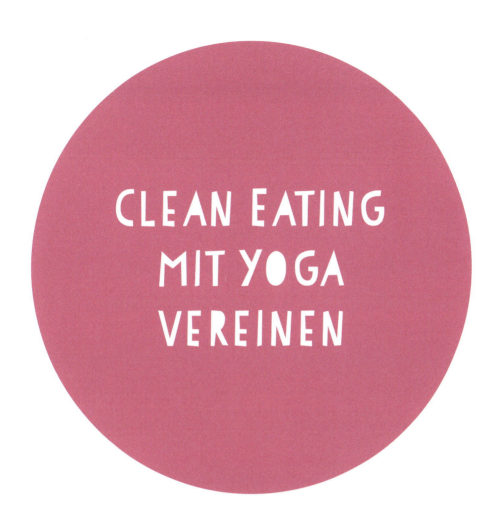

»Friede beginnt damit,
dass jeder von uns sich jeden Tag
um seinen Körper und seinen Geist
kümmert.«

Thich Nhat Hanh

EAT TRAIN LOVE ist ein ganzheitlicher Ansatz, der eine natürliche, gesunde Ernährung mit gezielter Bewegung von Körper und Geist kombiniert. Dafür schwöre ich auf meine Yogapraxis. Yoga ist in meinen Augen die perfekte Ergänzung zum Clean Eating, denn Yoga hat so viel mehr mit bewusster, gesunder Ernährung zu tun, als wir zunächst vermuten. Dort, wo Clean Eating aufhört, fängt Yoga an und umgekehrt. Yoga und Clean Eating vereinen sich auf einzigartige Weise.

Egal, ob du noch nie Yoga praktiziert hast oder bereits fortgeschritten bist, du kannst dir jederzeit einen neuen Zugang zum Yoga erschließen. Denn Yoga ist nicht nur sanftes Dehnen oder Mantrasingen oder Meditation. Yoga ist eine allumfassende Lebensphilosophie, die uns immer wieder neue Seiten und individuelle Weisheiten offenbart. Ich nenne sie liebevoll die persönlichen Yogageheimnisse.

Statt dir allgemein etwas über Yoga zu erzählen, möchte ich dich viel lieber mit dem inspirieren, was ich über Yoga gelernt habe. Genau darin wird die wunderbare Verbindung von Clean Eating und Yoga am besten deutlich, die dein Wissen und dein Gefühl für eine gesunde, natürliche Ernährung abrundet. Doch es soll hier nicht nur um Erkenntnisse gehen. Yoga muss erlebt werden! Daher will ich dich an dieser Stelle des Buches auf deine Yogamatte schicken. Dafür habe ich drei Rituale für dich entwickelt, die dir helfen werden, Yoga – genau wie Clean Eating – von heute auf morgen in dein Leben zu bringen. Setz dich mit mir gemeinsam in Bewegung!

MEIN WEG ZUM YOGA

Mein persönlicher Yogaweg verlief alles andere als geradlinig. Bereits als Teenager kam ich mit Yoga in Berührung. Ich kaufte mir eine Yoga-DVD und eine Matte, begann begeistert zu Hause zu üben und legte nach ein paar Wochen alles zur Seite.

Dennoch spürte ich damals schon die Kraft und Magie, die in dieser Lebensphilosophie lag. Ich spürte, wie gut mir Yoga tat. Also kam ich immer wieder zurück und wurde sprichwörtlich zum »Yoga-Lover«, diese Bezeichnung passt zu meinem Weg einfach am besten! In zahlreichen kürzeren oder längeren »Affären« kam ich über die Jahre hinweg mit Yoga in Berührung und warf es wieder aus meinem Alltag. Ich besuchte einen Yogakurs im Fitnessstudio, als ich durch das ständige Sitzen von starken Rückenschmerzen geplagt war. Mir ging es besser und ich hörte auf. Dann fand ich mich eines Morgens wieder auf meiner Matte. Ich war beruflich in einer stressigen Phase und hoffte, dass etwas Yoga meinen unruhigen Geist besänftigen würde. Es half tatsächlich, es ging mir besser und schon ließ ich es wieder sein. So ging das, bis ich eine Lehrerin traf, deren dynamisch-fließender Unterrichtsstil mich absolut begeisterte und meinen Yogabann endgültig brach. Kurz danach meldete ich mich zu meiner Yogalehrerausbildung an. Ich wollte tiefer ins Yoga eintauchen. Ich wollte mehr über die Geheimnisse des Yoga erfahren. Ich wollte begreifen, was Yoga mit mir machte, jedes Mal wenn ich die Matte betrat. Ich wollte erfahren, warum es mir so verdammt guttat. Und ich bekam Antworten.

YOGA IST EIN WEG ZURÜCK ZU DIR

Im Laufe unseres Lebens verlieren die meisten von uns die wunderbare Verbindung zu sich und ihrem Körper. Wir orientieren uns nach außen, jagen Erfolgen hinterher, häufen Besitz an, lassen uns von Zielen anderer Menschen führen, betrachten Nahrung nur noch als etwas, das satt macht, und schimpfen über unseren Körper, wenn er nicht mehr so mitmacht, wie wir es wollen, obwohl wir ihm die regelmäßige Bewegung und Entspannung vorenthalten haben. Ähnlich war es bei mir. Ich habe mich überwiegend im Außen bewegt, war ständig aktiv und konnte nicht ruhen, weil ich immer auf der Suche nach etwas war, das mir innere Zufriedenheit geben würde. Ich habe mich selbst und meinen Körper kaum noch wahrhaft gespürt – höchstens, wenn ich wieder mal einen Migräneanfall oder heftige Rückenschmerzen bekam.

Nach meinem ersten Ausbildungswochenende hatte ich ein einschneidendes Erlebnis: Ich fuhr mit einem tief zufriedenen Lächeln und einer wahren Seelenruhe nach Hause, wie ich sie noch nie zuvor erlebt hatte. Dabei haben wir an dem Wochenende eigentlich wenig Spektakuläres gelernt, sondern nur ganz viele Stunden mit unserer Yogapraxis verbracht. Genauer genommen: mit uns selbst! Da lüftete sich bereits mein erstes Yogageheimnis – eine einfache Erkenntnis, die jedoch tief greift. Ich verstand:

Yoga ist die Hinwendung zu mir selbst.

Ich kehrte mich von außen nach innen. Auf der Matte war ich ganz bei mir. Und das tat unsagbar gut! Wie sehr hatte ich mich vermisst! Ich hatte wirklich das Gefühl, nach Hause zu kommen.

Meine Erfahrung ist kein Einzelfall. Yoga wird auch dich wieder in Kontakt mit dir und deinem Körper bringen, denn dein Geist und dein Körper bilden von Natur aus eine Einheit. Yoga führt dich genau dorthin zurück und du lernst am allermeisten über dich selbst. Du bekommst ein völlig neues Körperbewusstsein und erkennst immer besser, was du und dein Körper wirklich brauchen. Du lernst, deiner inneren Stimme zuzuhören und ihr zu vertrauen. Du entdeckst Wege, deine Gefühle durch Yoga anders zu verarbeiten. Und du bekommst die Gelegenheit, Abstand zu deiner Außenwelt einzunehmen und zu überprüfen, welche Menschen und Lebensumstände dir wirklich guttun. Yoga wird dich viel über dich selbst lehren und mit der Zeit wirst du ein echter Profi – für dich! Hast du nicht auch den Wunsch, das zu erleben? Yoga ist dein Weg!

YOGA IST TÄGLICHE NAHRUNG FÜR DEINEN KÖRPER

#yogaeverydamnday – als ich diesen Hashtag zum ersten Mal auf Instagram las und die überwältigende Anzahl von Yogibildern dazu sah, kam ich ins Grübeln: »Machen diese Menschen tatsächlich jeden Tag Yoga?« Ich übte Yoga für mich nur sporadisch, wenn ich Zeit hatte, und gab Yoga Classes für meine Schüler. Doch ich beschloss, dem täglichen Yoga eine Chance zu geben, und startete ein Experiment. Ich stand die nächsten Wochen über entweder früher auf und rollte meine Matte sofort aus oder begab mich unmittelbar nach dem Feierabend in meine tägliche Yogapraxis. Eine Yogasession pro Tag wurde meine innere Pflicht. Und es war wunderbar! Ich konnte gar nicht genug davon bekommen. Ich war viel energiegeladener den gesamten Tag über, ich strahlte von innen heraus, ich fühlte mich großartig und auch meinem Körper tat es unglaublich gut. Kam mir das nicht irgendwoher bekannt vor? Oh ja, vom Clean Eating. Mir fiel es sehr leicht, die Parallele zum gesunden, nahrhaften Essen zu erkennen. Mein zweites Yogageheimnis stand vor der Tür.

Yoga ist ein Geschenk an meinen Körper – ebenso wie Clean Eating.

Mit Yoga gebe ich meinem Geist und meinem Körper gute Nahrung, die dazu beiträgt, dass ich mich wohlfühle und es mir gut geht. So wie ich jeden Tag clean esse und damit meinen Körper mit neuer Energie für den Tag versorge, kann ich mich selbst auch durch Yoga täglich mit neuer Energie aufladen. Es ist für mich selbstverständlich, jeden Tag gut zu essen. Warum sollte #yogaeverydamnday nicht genauso zu meiner Lebensphilosophie werden? Außerdem spürte ich während meines Experiments, wie viel einfacher es ist, bei mir selbst zu bleiben, statt wieder ins Außen zurückzukehren. Also machte ich weiter. Seitdem praktiziere ich jeden Tag Yoga. Nicht jedes Mal eine komplette Übungsreihe, sondern so, wie es in meinen Tag passt und wie ich es brauche!

Denn eines brauchen wir im Yoga tatsächlich: Regelmäßigkeit. Um Yoga wirklich zu erfahren, mache es zu einer langfristigen, liebevollen Beziehung und geh nicht nur die eine oder andere kurze Affäre ein. »Lass dich regelmäßig auf deiner Matte blicken. Das allein macht schon 90 Prozent der Yogapraxis aus«, lehren einige Yogalehrer, und sie haben recht. Wir Menschen sind Gewohnheitstiere und erlernte Rituale helfen uns, ohne großen kognitiven Aufwand bei einer Sache zu bleiben. Wie oft rolle ich am Morgen noch vollkommen schlaftrunken meine Matte aus, ohne mich zu fragen, warum ich das tue. Ich tue es einfach. Doch das »Sich-blicken-Lassen« auf der Matte ist noch mehr. Es ist die Erklärung an dich und deinen Körper, dass du dir jetzt bewusst Zeit für dich nehmen wirst – Ich-Zeit, wie ich sie nenne. Damit programmierst du dich schon vor deiner Yogaeinheit auf das Wohlgefühl, die innere Ruhe und die Wärme, die hinterher in deinem Körper aufsteigen werden. Es hilft dir, dich bewusst auf dein Yoga einzulassen und die Tür zu einem tieferen Wohlbefinden zu öffnen. So wie du täglich gesund isst, stärkst du mit Yoga auch jeden Tag deinen Körper und Geist.

KEINE ZEIT FÜR YOGA?

Manchmal denke ich, dass ich heute einfach keine Zeit für Yoga habe. Geht es dir auch so? Gerade in diesen Momenten ist es umso wichtiger, dass du Yoga praktizierst. Und wenn es nur einige Minuten sind. Yoga wirkt in solchen Situationen wahre Wunder. Ich begebe mich auf die Matte und erst dort merke ich, wie verspannt und blockiert ich von den vielen Verpflichtungen bin. Eine kleine Sequenz hilft mir, wieder tief durchzuatmen, zu mir zurückzufinden und mich vom Stressgefühl zu befreien.

KOCH DEIN EIGENES SÜPPCHEN BEIM YOGA!

Mein drittes Yogageheimnis lernte ich auf einem Workshop der Yogarebellin Tara Stiles. Sie unterrichtete einen fortgeschrittenen Vinyasa Flow und brachte ihre Schüler ordentlich zum Schwitzen. Krieger, Vorbeuge mit Spagat, Kopfstand, Krähe, Handstand, alles war dabei. Trotz meiner Yogalehrerausbildung fielen mir viele Asanas schwer. Ich war unzufrieden mit mir, weil ich einiges nicht konnte. Doch Taras Art zu unterrichten war so locker und unorthodox, dass dieser Funke von ungezwungener Leichtigkeit irgendwann auf mich übersprang. Ich genoss zutiefst, wie ich meinen Körper und Geist durch die verschiedenen Asanas bewegte und erkannte: Es geht nicht darum, die jahrtausendealte Yogaweisheit zu vergöttern und mich stufenweise bis zur Erleuchtung im Lotussitz hochzuarbeiten. Die umfassende Yogalehre bietet mir eine Auswahl an Möglichkeiten, derer ich mich bedienen kann, um meinen individuellen Yogaweg zu gestalten.

Es kommt nicht darauf an, wie gut ich bin, sondern wie gut es mir mit Yoga geht.

Frage dich daher bei jeder Yogasession:

- Was kann ich üben, das mir heute guttut?
- Wie möchte sich mein Körper auf ganz natürliche Weise bewegen?
- Was möchte ich heute vielleicht neu ausprobieren?
- Wo gibt mir mein Körper Signale, die ich beachten sollte?
- Was genieße ich an mir?

An diesen Fragen richte ich heute meine Yogapraxis aus. Ich erkenne, wann meine Hüfte sich etwas ungelenkig anfühlt und Unterstützung braucht. So tun mir die Hüftöffner an bestimmten Tagen besonders gut. Gleichzeitig übe ich liebend gern das Rad, bei dem ich jedes Mal Leichtigkeit, Mut und Optimismus spüre. Und meine größte Herausforderung ist derzeit noch die Taube, deren Anmut und Grazie ich so gern in mir aufsauge. Aus all dem, was ich über Yoga gelernt habe und noch immer lerne, koche ich mir mein eigenes Süppchen.

Denn Yoga ist wie Kochen und die einzelnen Elemente des Yoga sind die Zutaten.

So ist jede einzelne Asana eine Zutat, die bestimmte Wirkungen auf unseren Körper hat. Balanceübungen fördern z. B. unser Gleichgewicht im Körper, aber auch im Lebensalltag, während Vorbeugen für das Loslassen stehen oder Rückbeugen den Herzraum öffnen. Gleiches gilt für Atemübungen (Pranayama) und Meditation. Jeder Baustein unserer Yogapraxis hilft uns in einer bestimmten Art und Weise. Die sinnvolle Kombination der Yogaelemente ergibt dann ein wunderbares Rezept, mit dem wir beispielsweise besser entspannen können, etwas für unseren Rücken tun oder am Morgen unseren Stoffwechsel ankurbeln. Du lernst beim Yoga, was dich und deinen Körper stärkt, beruhigt oder sogar heilt. Stell dir also aus dem weiten Feld des Yoga das für dich zusammen, was dir – im wahrsten Sinne des Wortes – schmeckt! Indem du regelmäßig praktizierst und genießt, was dir guttut und was dein Körper braucht, wirst du zum wahren, grundehrlichen Yogi!

SEI ECHT WIE DEINE NAHRUNG!

Ich sehe es immer wieder auf den Social-Media-Kanälen wie Instagram und Co.: beeindruckende Asanas an atemberaubenden Orten. Diese Bilder faszinieren und unweigerlich kommt der Wunsch auf, auch so ein toller Yogi zu sein. Doch der Schein trügt ganz oft. Mach dir bitte bewusst: Wenn Yoga eine Hinwendung zu dir ist, dann hat es wenig mit

Yoga zu tun, sich in eine Pose zu werfen und dort fünf Minuten für das perfekte Foto mit angehaltener Luft und eingezogenem Bauch zu verharren! Yoga ist kein Chichi, kein Trommelwirbel, kein rosa Glitter, sondern beginnt dort, wo du aufhörst zu posieren. Yoga verlangt von dir nicht mehr, als dass du echt bist, dass du natürlich bist. Willkommen beim Clean Eating! Du erinnerst dich: Das A und O einer cleanen Ernährung ist ebenfalls die Natürlichkeit deiner Nahrungsmittel. Das vierte Yogageheimnis lautet daher:

Ich darf beim Yoga genau so sein, wie ich bin.

Ist das nicht großartig? Also bleib bei dir! Du bist in deiner Natürlichkeit ohne Verrenkungen am allerschönsten, denn dann bist du du! Ganz lebendig, ganz bei dir!

YOGARITUALE: WIE DU YOGA IN DEINEN TAG INTEGRIERST

Hoffentlich habe ich spätestens jetzt die Neugier und Faszination für Yoga in dir entfacht. Fang heute an und bring Yoga in dein tägliches Leben! Ich kenne keine Bewegungsart für Körper und Geist, die so einfach und ohne viel Equipment ausgeführt werden kann. Yogamatte ausrollen, fertig! Und manchmal brauchen wir nicht einmal diese. Ich habe schon Asanas auf dem Gipfel eines Berges oder in einem türkisblauen Swimmingpool gemacht. Alles geht!

Kommen wir zum besten Teil, dem Erleben von Yoga! Aus meiner eigenen Yogapraxis heraus habe ich drei wunderschöne, vollkommen unterschiedliche Yogarituale für dich konzipiert. Sie bestehen sowohl aus Asanas als auch aus einfacher Meditation und mentalem Training. Ich wende sie selbst täglich an. Natürlich praktiziere ich nicht jeden Tag alle drei Rituale, aber wenigstens eines. Die Rituale lassen sich selbst in einen hektischen, vollgepackten Tag integrieren. Das weiß ich aus Erfahrung.

Das erste Yogaritual ist für den positiven Start in den Tag, das zweite für den Energiekick zwischendurch und das dritte für das Abschalten am Abend. Wähle das Ritual aus, das du gerade brauchst, und dann ab auf die Matte!

MEIN YOGISCHES GUTEN-MORGEN-RITUAL: WACH WERDEN UND DEN STOFFWECHSEL ANKURBELN

Sicher kennst du es aus deinem Alltag: Du gehst am Morgen zum Bäcker, in deinen Lieblings-Coffeeshop oder direkt ins Büro und alle wünschen sich einen »Guten Morgen«. Die Gesichter, die du dabei siehst, passen überhaupt nicht zu den Worten und vielleicht ist es auch dir anzusehen, dass du keinen guten Start in den Tag hattest. Sag mir, wie dein Morgen war, und ich sage dir, wie der Rest des Tages verläuft! Es ist nämlich nicht egal, wie wir unseren Morgen gestalten. Er hat Einfluss auf den gesamten Tagesverlauf. Doch oft merken wir nicht, wenn wir in diesem Hamsterrad stecken. Wie ist es bei dir? Startest du entspannt in den Tag, nimmst du dir Zeit für dein Erwachen und programmierst dich positiv für den Rest des Tages? Oder raubst du deinem Morgen gleich das Gute mit Hektik, schlechten Nachrichten und nebenbei heruntergekipptem Kaffee? Sei ehrlich zu dir und führ dir einen typischen Morgen genau vor Augen. Wie sah er heute aus?

Ich bin lange Zeit hektisch und unentspannt in den Tag gestartet und habe darunter gelitten. Doch irgendwann habe ich begriffen, dass ich etwas ändern möchte, und habe als erstes Zeichen für die Veränderung jeden Morgen meine Yogamatte im Schlafzimmer ausgerollt. Manchmal ist nicht viel passiert, manchmal bin ich richtig ins Schwitzen gekommen. So hat sich nach und nach ein wunderbares Guten-Morgen-Ritual entwickelt, das ich dir ans Herz legen möchte.

Mit diesem einfachen, rund 20-minütigen Guten-Morgen-Ritual schenkst du dir und deinem Körper, was du brauchst: einen sanften, positiven und vor allem bewussten Start in den Tag. Einen echten »Guten Morgen!« gleich nach dem Aufstehen. Der erste Teil des Rituals besteht aus sanften Asanas, um deine müden Gliedmaßen behutsam zu wecken und deine Wirbelsäule zu mobilisieren. Du förderst die Beweglichkeit des Körpers und bringst damit gleichzeitig deinen Geist in Bewegung. Was du deinem Körper Gutes tust, wird auch dein Geist spüren. Nach diesen Asanas gehst du flexibler und leichter durch deinen Tag und wirst viel öfter in Lösungen statt in Problemen denken. Der zweite Teil des Rituals führt dich in eine kleine Meditation, bei der es nicht um die große Erleuchtung geht, sondern um das positive Einstimmen auf den Tag. Das funktioniert am besten mit einem Morgen-Mantra, das du spontan nach deinem Gefühl auswählst. Damit kannst du dich auf alles Gute programmieren, was für dich an diesem Tag wichtig ist. Es sorgt dafür, dass du dich in deiner Haut wohlfühlst und dich mit positiver Energie auflädst. Folge einfach meiner Anleitung und lass dich darauf ein. Glaub mir, es wird einen Unterschied für deinen gesamten Tag machen!

Bevor du dich auf die Matte begibst, öffne ein Fenster und nimm einige tiefe Atemzüge. Fülle deine Lungen mit kühler Morgenluft und stelle dir auch bildlich vor, wie die unverbrauchte, frische Luft voller Sauerstoff mit deinem tiefen Einatmen in jede Zelle deines Körpers strömt, um sie aufzuwecken und mit Energie aufzuladen. Dann betrete deine Yogamatte und schenke dir dieses wundervolle Guten-Morgen-Ritual.

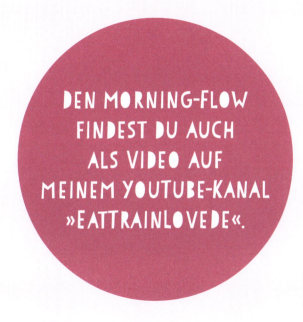

DEN MORNING-FLOW FINDEST DU AUCH ALS VIDEO AUF MEINEM YOUTUBE-KANAL »EATTRAINLOVEDE«.

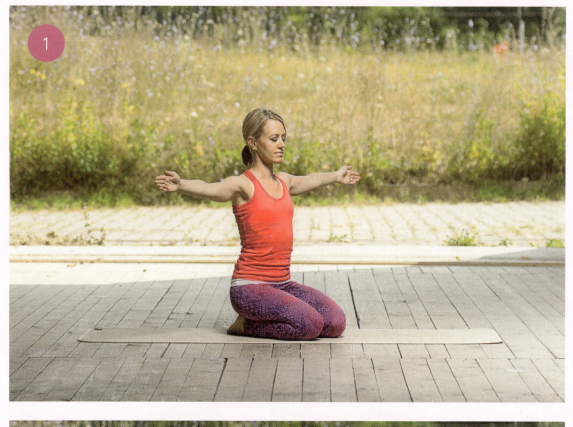

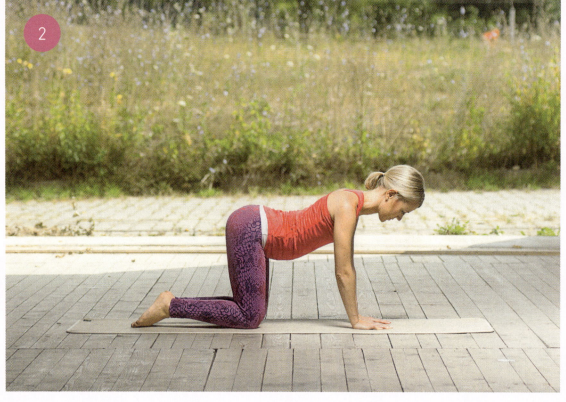

❶ FERSENSITZ MIT GEÖFFNETEN ARMEN

Komme als Erstes in den Fersensitz und schließe deine Augen. Lege deine Handflächen zunächst ineinander in den Schoß und spüre, wie du ganz natürlich ein- und ausatmest. Bleibe für einige Augenblicke sitzen. Dann breite langsam die Arme zur Seite aus und öffne dich und deinen Körper dem neuen Tag. Nimm mit weit ausgebreiteten Armen noch einige tiefe Atemzüge.

> Diese Übung hilft dir erst einmal auf deiner Matte anzukommen. Das Ausbreiten deiner Arme tut gerade am Morgen gut und dehnt sanft deinen Oberkörper.

❷ HÄNGEBAUCHSCHWEIN

Gehe in den Vierfüßlerstand. Dein Rücken ist gerade wie ein Tisch. Spüre, wie sich das Gewicht deines Körpers gleichmäßig auf deine Hände und Knie bzw. Schienbeine verteilt. Lass nun ganz bewusst deinen Bauch sinken und atme tiefer und tiefer in den Bauch hinein und wieder hinaus. Runde deinen Bauch – so stark du kannst – mithilfe deines tiefen Einatmens und lass ihn beim Ausatmen wieder in sich zusammenfallen, ganz ohne Anspannung. Das Hängebauchschwein sieht nicht gerade sexy aus – kleine Warnung, wenn du dich dabei im Spiegel beobachten solltest. Lass es lieber! Verschwende keinen Gedanken daran, sondern lass einfach die wohltuende Wirkung zu! Nimm an diesem Morgen für den Rest des Tages deinen Platz ein, den du und dein Körper brauchen, und lass deinen Atem ungehindert fließen.

> Das Hängebauchschwein ist die perfekte Übung, um entspannt in den Tag zu starten. Du gönnst dir gleich am Morgen genug Raum zum Atmen und läufst nicht wie ein angestrengter Zinnsoldat durch den Tag. Also: Bauch raus!

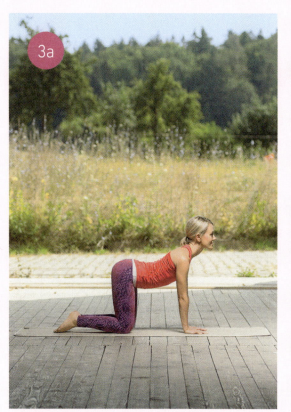
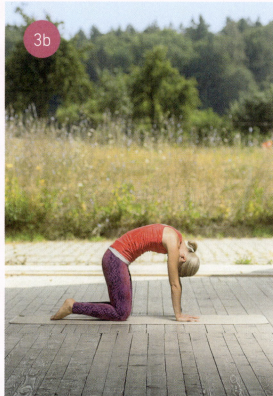
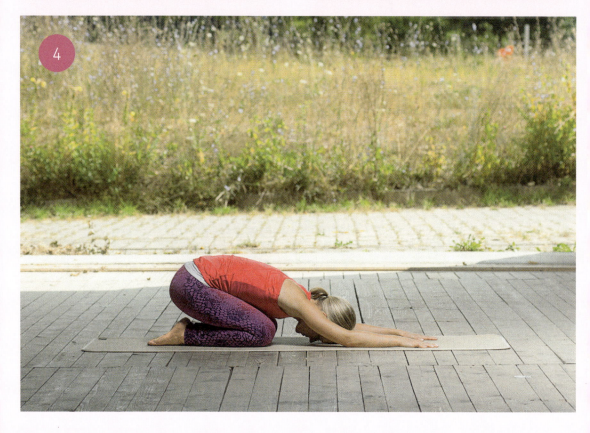

③ KATZE – KUH IM FLOW

Aus dem Vierfüßlerstand mit geradem Rücken startest du nun in einen kleinen Flow. Mit der tiefen Einatmung machst du ein leichtes Hohlkreuz und reckst deinen Kopf zur Decke – das ist die Kuhposition. Atme aus und runde deinen Rücken wie eine Katze. Zieh dein Kinn sanft zur Brust. Wiederhole die Kuh und die Katze in deinem Atemtempo einige Male.

> Der Katze-Kuh-Flow mobilisiert sanft deine Wirbelsäule und macht sie nach dem nächtlichen Schlaf wieder beweglich. Du spürst sofort die wohltuende Wärme in deinem Rücken.

④ KINDPOSITION MIT GESTRECKTEN ARMEN

Nach diesem kleinen Flow ziehe dich zurück in die Kindposition. Lege dafür dein Gesäß auf den Fersen ab und lass den Kopf ganz entspannt zur Matte sinken. Die Arme sind nach vorn gestreckt und liegen flach am Boden. Spüre die Dehnung in deinen Flanken. Atme weiter tief in deinen Bauch ein und aus.

> Die besonders tiefe Atmung in der Kindposition entspannt deinen Rücken und zieht vorsichtig deine Wirbel auseinander. Außerdem wird in dieser Pose dein Schultergürtel aktiviert.

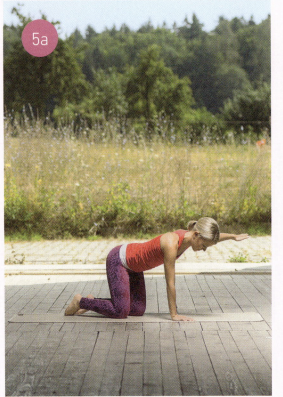
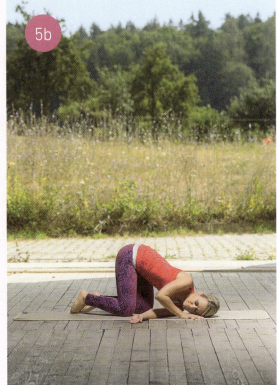
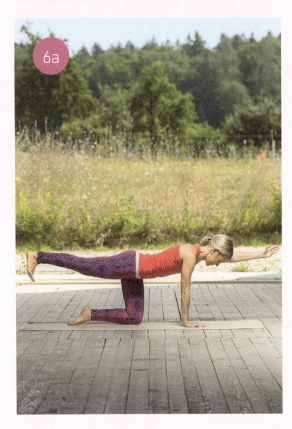
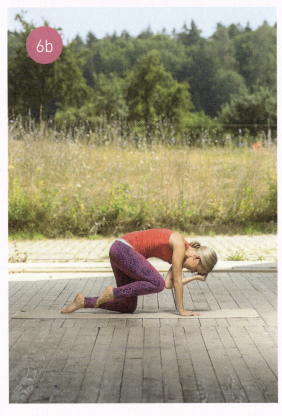

⑤ ROTATION IM VIERFÜSSLERSTAND

Komme zurück in den Vierfüßlerstand. Atme ein, strecke den linken Arm zur linken Seite und schau zu deiner linken Hand. Mit der Ausatmung führe deinen ausgestreckten Arm unter deinem Körper hindurch und fädele ihn ein, bis er flach am Boden liegt. Dein linkes Ohr berührt ebenso den Boden. Verweile in dieser Rotation für einige Atemzüge und genieße den sanften Twist deiner Wirbelsäule. Komme anschließend in den Vierfüßlerstand zurück und wiederhole die Rotation mit dem rechten Arm auf der rechten Seite.

> Diese einfache Rotationsübung bringt deine Organe in Schwung und unterstützt die Entgiftung. Gleichzeitig wird die Drehung in der Wirbelsäule als sehr angenehm empfunden.

⑥ DIE KATZE STRECKT IHR BEIN

Deine Ausgangsposition ist erneut der Vierfüßlerstand. Strecke mit der Einatmung das rechte Bein sowie den linken Arm in die Länge, sodass dein Körper eine Waagerechte bildet. Dein Fuß ist geflext. Atme aus, runde deinen Rücken und führe Knie und Ellbogen unter deinem Rumpf zusammen. Mach einen richtig runden Katzenbuckel. Strecke dich dann wieder mit der nächsten Einatmung in die Länge. Nach einigen Wiederholungen wechsle die Seite und strecke das linke Bein und den rechten Arm.

> Diese Asana gibt deinem Rücken auf ganzer Länge Kraft und erwärmt weiterhin deinen Rumpf. Besonders wenn du Probleme mit deinem Rücken hast, ist diese Asana ein wunderbar einfaches Training.

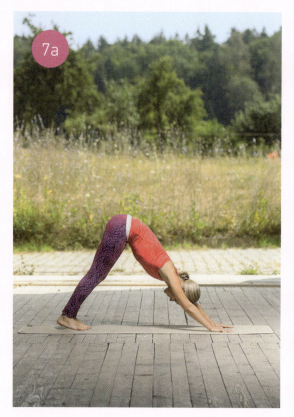

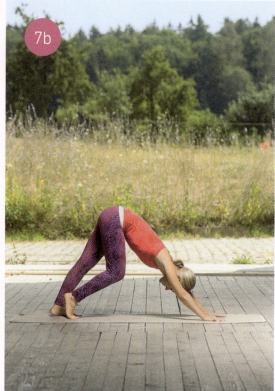

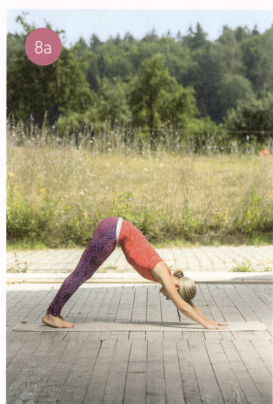

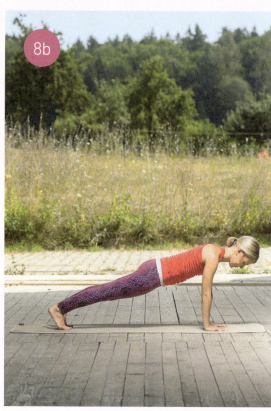

❼ HERABSCHAUENDER HUND, DER WALKT

Gehe aus dem Vierfüßlerstand in den Herabschauenden Hund, indem du deine Zehen aufstellst, Kraft in deine Hände bringst und dich hochdrückst. Dein Steißbein strebt zur Decke. Lass gern noch deine Knie gebeugt. Gerade am Morgen sind wir noch nicht so flexibel und müssen erst einmal Beweglichkeit in unseren Körper bekommen. Beginne dafür, auf der Stelle zu walken, und drehe deine Hüfte sanft hin und her, während du im Herabschauenden Hund verweilst. Presse die Hände fest in die Matte und strecke deinen Rücken so gut es geht. Nach einigen Atemzügen im Herabschauenden Hund gehe wieder zum Relaxen in die Kindposition und entspanne deine Arme.

> Der Herabschauende Hund ist eine meiner Lieblings-Asanas. Sie dehnt und kräftigt gleichermaßen, hilft dir, deine Gedanken zu ordnen, und tut deinem Rücken unglaublich gut. Je mehr Gewicht du beim Herabschauenden Hund auf deine Beine verlagerst, umso einfacher kannst du die Asana halten. Wähle den Abstand zwischen Händen und Füßen daher nicht zu groß!

❽ FLOW AUS HERABSCHAUENDEM HUND UND BRETTPOSITION

Gehe erneut in den Herabschauenden Hund. Mit der nächsten Einatmung schiebst du deinen Körper nach vorn in die Brettposition. Baue Körperspannung auf. Gehe ausatmend wieder zurück in den Herabschauenden Hund und lasse die Körperspannung los. In deinem Atemtempo meisterst du nun diesen kleinen Flow. Einatmen – Brett, Ausatmen – Herabschauender Hund.

> Dieser kleine Flow bringt Wärme in deinen gesamten Körper, mobilisiert deine Schultergelenke und kräftigt deine Körpermitte. Führe ihn langsam, aber ohne Pause aus!

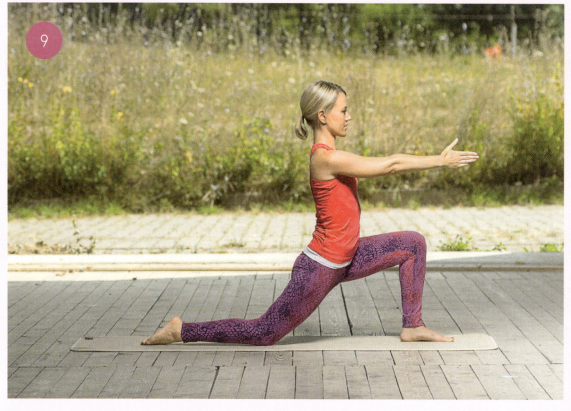

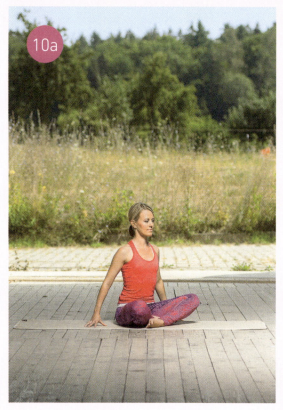
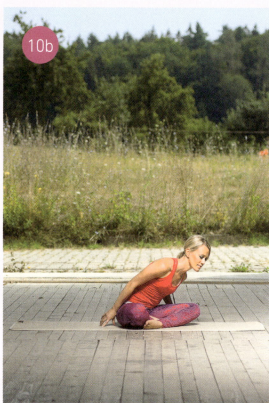

⑨ HALBMOND IM KNIEN

Aus dem Herabschauenden Hund heraus hebst du einatmend ein Bein gestreckt an und schwingst es nach vorn zu deinen Händen durch. Stelle das Bein im rechten Winkel auf und komme in den knienden Halbmond. Schiebe die Hüfte weit nach vorn und nimm gleichzeitig deine gestreckten Arme in diese Richtung mit. Halte diese Position für einige Atemzüge. Gehe dann zurück in den Herabschauenden Hund und wiederhole den Halbmond auf der anderen Seite.

> Der Halbmond im Knien dehnt und öffnet deine Hüfte auf sanfte Weise. Ich empfinde diese Dehnung besonders am Morgen als sehr angenehm.

⑩ ROSENSTOCK

Für die letzte Übung des Morning-Flows begibst du dich in den Schneidersitz und richtest deine Wirbelsäule sanft auf. Stell dir vor, dein Kopf – deine Krone – wird leicht nach oben gen Himmel gezogen. Stelle deine Hände mit den Fingerspitzen seitlich neben deinem Körper auf und beginne, deinen Oberkörper sanft zu kreisen. Lass die Kreise größer werden und unterstütze das Kreisen mit deinen Armen. Spüre die Dehnung rundherum um deinen Rumpf. Nach einigen Kreisbewegungen wechsle die Drehrichtung.

> Der Rosenstock ist eine wunderbare Asana, um alle Organe in der Körpermitte zu aktivieren. Du kannst ihn auch gern mit geschlossenen Augen ausführen und dich gedanklich schon auf die Morgen-Mantra-Meditation als Abschluss des Guten-Morgen-Rituals vorbereiten.

INSPIRATIONEN ZUR MORGEN-MANTRA-MEDITATION

Für die Morgen-Mantra-Meditation sitzt du im Schneidersitz und schließt deine Augen. Deine Arme fallen locker in deinen Schoß. Konzentriere dich zunächst wieder auf deinen Atem und atme tief ein und aus. Dein Bauch darf ganz entspannt sein. Schenke dir nun ein Lächeln und wähle ein für deinen Tag passendes Morgen-Mantra aus, welches dir Kraft gibt und dich positiv über den Tag begleiten soll.

Ich sehe ein positives Morgen-Mantra als einen Samen an, den ich morgens in meinen Geist säe. Das Mantra begleitet mich den ganzen Tag, und indem ich es wiederhole, wächst es beständig und nährt meinen Geist.

Meine liebsten Morgen-Mantren:

- Mein Leben ist schön.
- Heute wird mir nur Gutes widerfahren.
- Ich bin gut so, wie ich bin.
- Ich liebe mich und meinen Körper.
- Ich kümmere mich jeden Tag gut um mich.
- Ich bin ein Geschenk für die Welt.
- Mein innerer Frieden liegt in mir.
- Ich folge meinem Herzen.

Am Anfang fällt es dir vielleicht schwer, ein solches Mantra auszuwählen. Doch folge auch hier deiner Intuition. Nimm den Satz, der sich heute gut anfühlt. Egal, wie er lautet. Du kannst auch zwei oder drei Sätze auswählen, wenn du sie dir leicht merken kannst.

Während du im Schneidersitz ganz ruhig verweilst, wiederhole dein Morgen-Mantra immer und immer wieder. Sage es dir laut oder in Gedanken auf und stell es dir auch bildlich vor deinem inneren Auge geschrieben vor. Diese Wiederholungen helfen dir beim Verinnerlichen der Botschaft. Am Ende der Meditation öffne deine Augen, schenke dir noch ein strahlendes Lächeln und starte erst dann so richtig in den Tag.

DEIN POWER-GETRÄNK AM MORGEN

Am besten gönnst du dir direkt nach dem yogischen Morgenritual noch mein liebstes Power-Getränk: lauwarmes Zitronenwasser mit Ingwer und Cayennepfeffer. Das Zitronenwasser kurbelt deinen Stoffwechsel für den gesamten Tag an und wärmt gleichzeitig so herrlich von innen.

Zutaten für 1 Glas Zitronenwasser (ca. 0,2 Liter):
1 kleine Scheibe Ingwer • 200 ml lauwarmes stilles Mineralwasser • Saft von ½ Zitrone • 1 Msp. Cayennepfeffer

Den Ingwer schälen und in das lauwarme Wasser geben. Einige Minuten ziehen lassen. Zitronensaft und Cayennepfeffer unterrühren und das Zitronenwasser sofort trinken, da sich der Cayennepfeffer rasch unten im Glas absetzt.

MEIN HIIT-YOGA-WORKOUT: ENERGIEN FLIESSEN LASSEN UND KÖRPERFETT VERBRENNEN

Ich bin schon lange ein großer Fan des High Intensity Interval Trainings – kurz HIIT genannt. Es handelt sich dabei um eine sehr intensive und vor allem effektive Trainingsform im Kraft-Ausdauer-Bereich. Hier wechseln sich in einem maximal 30-minütigen Workout kurze Power-Intervalle unter maximaler körperlicher Belastung mit Pausen-Intervallen ab. Dabei wird so nah wie möglich an der maximalen Herzfrequenz (HFmax) und der maximalen Sauerstoffaufnahme (VO_2max) trainiert.

Das HIIT mit typischen Übungen wie Liegestütz, Burpees oder Sit-ups hat sich in vielen sportwissenschaftlichen Studien als das beste Training zur optimalen Fettverbrennung erwiesen. Durch HIIT wird der Fettstoffwechsel sehr stark angekurbelt und bleibt auch noch Stunden nach dem Training auf einem hohen Level. Das ist der sogenannte Nachbrenneffekt, welcher die enorme Effektivität des Trainings erklärt. Das kann ich aus meiner Erfahrung absolut bestätigen. HIIT heißt für mich Muskelaufbau, Fettverbrennung und Konditionsverbesserung in kürzester Zeit mit Workouts, die weniger als 30 Minuten pro Trainingseinheit in Anspruch nehmen. Außerdem macht das intensive Training unheimlich viel Spaß, denn es bedeutet schlichtweg: absolutes Auspowern mit Suchtfaktor.

Ich liebe diese Art des Trainings, jedoch sind mit dem HIIT auch kleine »Nachteile« verbunden. Da sich die Trainingserfolge und der Muskelaufbau sehr schnell einstellen, hatte ich nach einigen Wochen extrem sichtbare Muskeln an den Oberschenkeln, den Waden, dem Bauch und den Armen. Popeye ließ grüßen! Gleichzeitig fühlte sich mein Körper durch die verkürzten Muskeln immer steifer und unbeweglicher an. Zum Ausgleich machte ich mehr Yoga und da kam mir die Idee: Wieso kombiniere ich nicht in meinen Workouts typische HIIT-Übungen mit meinen liebsten Yoga-Asanas? Mein eigenes Workout-Format war geboren: HIIT-YOGA!

Wie sind HIIT-YOGA-Workouts aufgebaut?

Normalerweise werden bei HIIT-Workouts die einzelnen Übungen mit kurzen Erholungspausen abgewechselt. Beispielsweise 45 Sekunden Power und anschließend 15 Sekunden Pause. Bei den HIIT-YOGA-Workouts werden die hochfrequentierten Übungen aus dem HIIT mit ruhigeren Yoga-Asanas in gleich langen Zeitintervallen kombiniert. So ergibt sich ein spannender Mix: In den HIIT-Intervallen kannst du dich ordentlich verausgaben, deine Muskeln arbeiten lassen und bis an deine Leistungsgrenze gehen. In den ebenso langen Yoga-Intervallen kommt dein Atem bei sanften Asanas wieder zur Ruhe und bestimmte Körperpartien werden intensiv gedehnt. Für mich sind HIIT-YOGA-Workouts damit das perfekte Training. Sie vereinen das Beste aus zwei Welten. Sie sind wie ein aktiver Kurzurlaub im Alltag und daher mein zweites Yogaritual für dich. Baue sie in deinen Tag ein, wenn du eine kurze Auszeit benötigst. Ich finde sie perfekt für meinen Feierabend.

Mein bestes HIIT-YOGA-Workout als Feierabend-Flow

Grundsätzlich können alle Bodyweight-Exercises und Yoga-Asanas in einem HIIT-YOGA-Workout kombiniert werden. Jedoch habe ich natürlich einige favorisierte Übungen, aus denen ich mein liebstes Workout für dich zusammengestellt habe. Dieser Feierabend-Flow ist ein intensives Ganzkörper-Workout für Körper und Geist. Die acht unterschiedlichen Übungen sind perfekt aufeinander abgestimmt. Sie kräftigen und dehnen die wichtigsten Körperpartien. Gleichzeitig lassen sie dich abschalten und entspannen dich von innen heraus. Du brauchst für das HIIT-YOGA-Workout deine Yogamatte, einen Intervalltimer (z. B. als kostenlose App für dein Smartphone) und zwei kleine Hanteln (2 bis 3 Kilogramm). Falls du keine Hanteln hast, tun es auch zwei große gefüllte Wasserflaschen. Stelle auf dem Intervalltimer nur ein Intervall à 50 Sekunden ein, da jede Übung gleich lang durchgeführt wird. Je nach Intensität kannst du das komplette Workout einmal, zweimal oder sogar dreimal durchführen. Programmiere die entsprechende Rundenzahl auf dem Timer und starte dann in deinen Feierabend-Flow!

ENERGIESCHUB VOR DEM WORKOUT: ZWEI LIEBLINGSSNACKS

Die HIIT-YOGA-Workouts sind zwar kurz, aber durchaus intensiv für deinen Körper. Wenn du das Gefühl hast, du brauchst vor dem Workout noch einen Snack, dann iss eine Banane und bestreiche sie nach Belieben mit etwas cleanem Nussmus. Das ist sehr lecker!

Alternativ bereitest du dir auf Vorrat die Kokos-Matcha-Balls zu und genießt diese vor deiner Sporteinheit. Zwei oder drei dieser leckeren Kugeln geben dir genug Energie für das herausfordernde Workout.

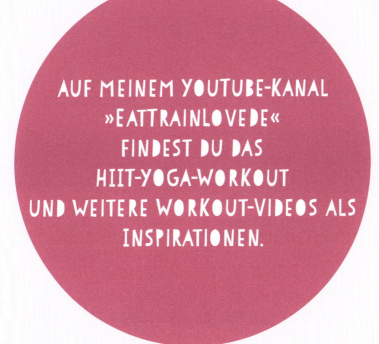

AUF MEINEM YOUTUBE-KANAL »EATTRAINLOVEDE« FINDEST DU DAS HIIT-YOGA-WORKOUT UND WEITERE WORKOUT-VIDEOS ALS INSPIRATIONEN.

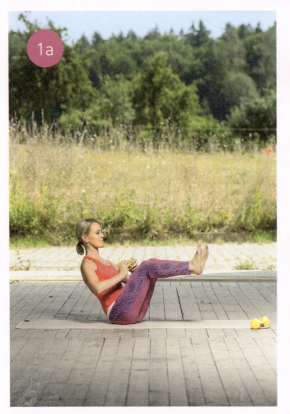
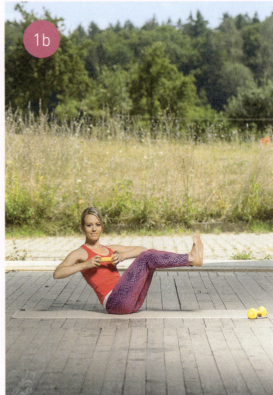
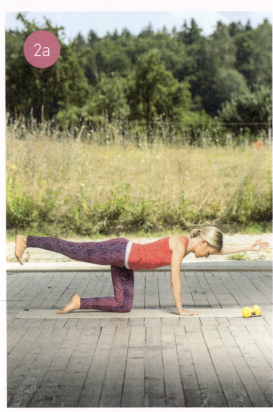
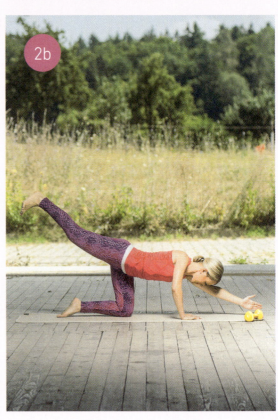

❶ DAS BOOT IM TWIST MIT EINER HANTEL

Setz dich in den langen Sitz, deine Beine sind angewinkelt und die Füße hüftbreit vor dir aufgestellt. Strecke die Wirbelsäule und neige den Oberkörper leicht nach hinten. Balanciere dich auf deinen Sitzbeinhöckern aus. Löse die Füße vom Boden und komme in das Boot mit angewinkelten oder gestreckten Beinen. Nimm dir jetzt eine Hantel, halte sie vor deiner Brust und drehe den Oberkörper abwechselnd von einer zur anderen Seite. Atme in der Mitte ein und drehe deinen Oberkörper ausatmend nach rechts bzw. links. Die Rotation erfolgt nur aus der Kraft deiner Körpermitte.

> Das Boot im Twist kräftigt deine gerade und schräge Bauchmuskulatur bis in die Tiefe. Außerdem werden deine Oberschenkel aktiviert. Die Übung hilft dir, eine aufrechte Körperhaltung zu erlernen, und entspannt deine Nackenmuskulatur.

❷ DIE KATZE STRECKT IHR BEIN IN DIE WAAGE

Komm in den Vierfüßlerstand. Strecke das rechte Bein sowie den linken Arm in die Länge, balanciere dich aus und bringe leichte Spannung in dein Bein und deinen Arm. Bein, Rücken und Arm bilden eine Gerade. Senke jetzt den linken Arm gestreckt hinab zum Boden, bis deine Hand den Boden berührt. Gleichzeitig strecke dein Bein höher, sodass die Gerade erhalten bleibt. Danach führe die Fußspitze deines ausgestreckten Beines zum Boden, während gleichzeitig dein Arm in die Höhe geht. Du pendelst zwischen diesen beiden Positionen wie eine Waage hin und her.

> Die Katze streckt ihr Bein in dieser Variation ist eine wunderbare Übung für deinen Rücken. Auf ganzer Länge wird er sanft gekräftigt und bewegt. Der perfekte Ausgleich nach der intensiven Bauchübung zuvor.

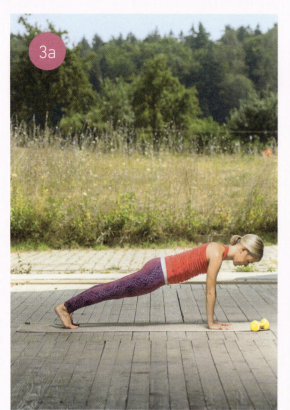

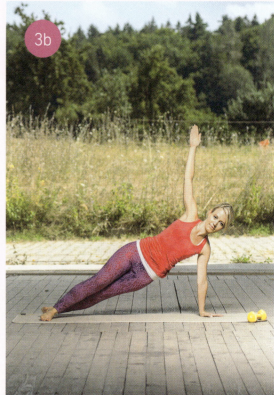

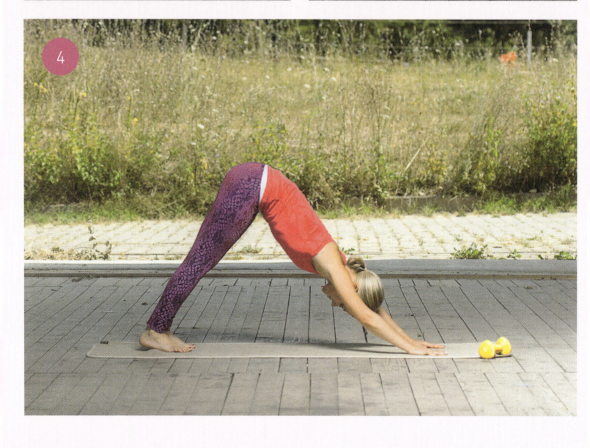

③ BRETTER-FLOW

Beginne in der Brettposition und achte gut darauf, dass du mit deinem Körper eine Linie bildest. Wechsle dann von der normalen Brettposition in das seitliche Brett auf der rechten Seite. Dein rechter gestreckter Arm stützt dich. Nach kurzem Halten gehe zurück in die normale Brettposition, halte diese Position wieder kurz und gehe weiter in das seitliche Brett auf der linken Seite. Dieses Mal stützt der linke Arm. Wenn du die Übung noch etwas anspruchsvoller gestalten möchtest, dann hebe bei jedem seitlichen Brett das obere, gestreckte Bein ein Stück an.

> Der Bretter-Flow hat es in sich. Er kräftigt die gesamte Rumpfmuskulatur, aber auch die Beine und Arme. Außerdem ist er eine sehr gute Stabilisationsübung.

④ HERABSCHAUENDER HUND

Nach dem Bretter-Flow folgt eine kleine Entspannungspause im Herabschauenden Hund. Bilde dazu ein umgekehrtes »V« mit deinem Körper. Dein Steißbein ist der höchste Punkt. Deine Hände und Füße schieben sich fest in die Matte. Strecke deine Beine – so gut es geht – und dehne die Beinrückseite. Je weiter du dich mit deinem Gewicht auf deine Füße schiebst, desto leichter wird es für deine Arme, den Herabschauenden Hund zu halten.

> Der Blick beim Herabschauenden Hund ist übrigens fest auf deine Schienbeine oder Kniescheiben gerichtet. So kann dein Nacken lang bleiben und wird gleichermaßen entspannt.

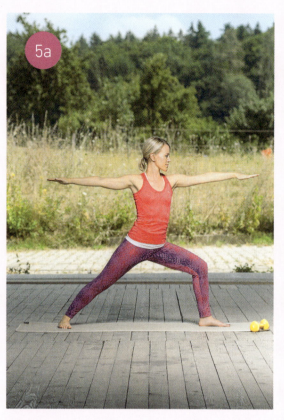
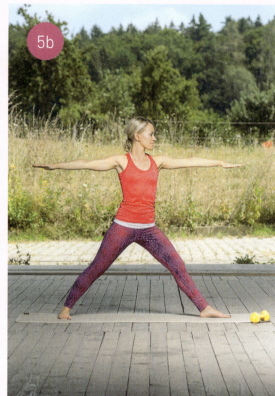
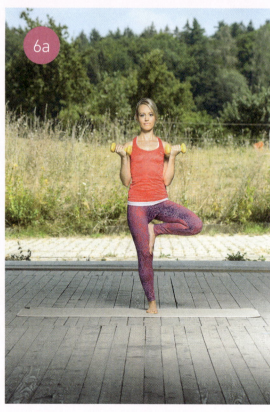
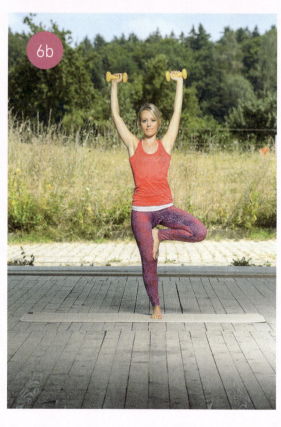

⑤ KRIEGER II DYNAMISCH

Posiere dich im Krieger II. Dein linkes Bein ist vorn und zeigt im Knie einen rechten Winkel. Deine Arme sind gestreckt und auf Schulterhöhe ausgebreitet. Dein Blick ist nach vorn über deine Hand gerichtet. Strecke jetzt das vordere Bein durch und beuge es erneut. Fahre mit dieser dynamischen Bewegung aus Strecken und Beugen fort und gehe dabei immer wieder tief ins Knie. Nach den 50 Sekunden im dynamischen Krieger spürst du deutlich, wie intensiv deine Oberschenkelmuskulatur arbeitet.

Jetzt wird es Zeit für die andere Seite im dynamischen Krieger II. Dein linker Oberschenkel darf nun entspannen, während deine rechte Seite ordentlich arbeitet.

> Der dynamische Krieger ist aus dem Yoga inspiriert und eine fantastische Übung für das Training deiner Oberschenkelmuskulatur. Gleichzeitig öffnet und dehnt er sanft deine Hüfte. Die Übung wirkt nicht nur auf körperlicher Ebene, sondern auch mental. Sie fördert deine innere Stärke und dein Selbstvertrauen.

⑥ BAUM MIT BICEPS CURL UND PRESS-UP

Nimm deine 2-Kilogramm-Hanteln in die Hände und lass sie seitlich neben deinem Körper hängen. Gehe nun in den Baum und platziere den Fuß eines angewinkelten Beines an deinem Oberschenkel bzw. auf Höhe des Knies. Finde deine Balance und dann beginne mit dem gleichmäßigen Biceps Curl mit beiden Armen sowie dem Press-up über den Kopf. Mit dieser Übung trainierst du dein Gleichgewicht und forderst gleichzeitig deine Armmuskulatur heraus.

> Der Baum ist eine meiner liebsten Balance-Übungen im Yoga. Noch eine Spur herausfordernder wird er in der Kombination mit klassischen Biceps Curls und dem anschließenden Press-up. Dazu ein Tipp: Wenn du zwei Runden des Workouts machst, nimm in der nächsten Runde das andere Bein für den Baum. So trainierst du beide Seiten gleichmäßig.

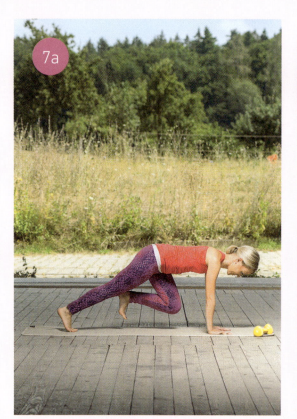
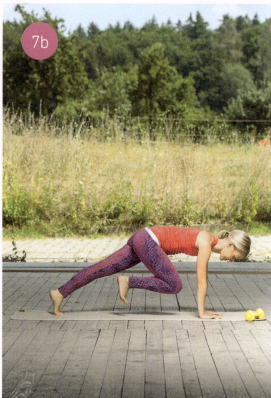
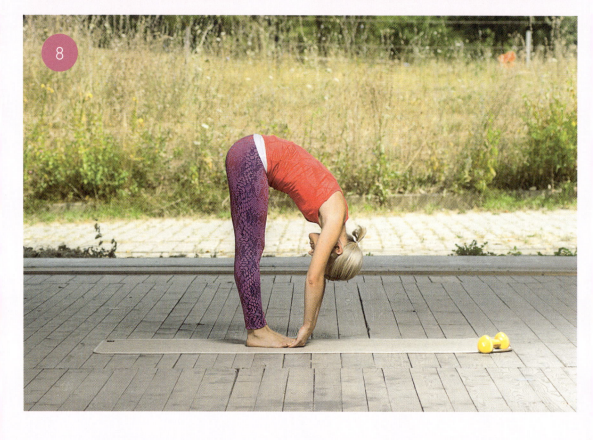

❼ MOUNTAIN CLIMBERS IM SPRINT

Für die Mountain Climbers gehe in die Brettposition auf deine Yogamatte. Nun ziehst du abwechselnd deine Knie in Richtung Körpermitte zu dir heran. Führe diese Übung aus so schnell es geht. Du sprintest quasi auf der Stelle und gibst alles. Nach diesem Power-Intervall darfst du richtig außer Atem sein.

> Die Mountain Climbers im Sprint sind eine intensive Cardio-Übung, die deinen Puls kurzzeitig in die Höhe treibt. Gleichermaßen kräftigst du mit dieser Übung deine Core-Muskulatur und generell deinen Oberkörper.

❽ VORBEUGE IM ENERGIEKREISLAUF

Als letzte Übung in diesem HIIT-YOGA-Workout kannst du dich noch einmal schön entspannen und dehnen. Gehe dazu in die klassische Vorbeuge aus dem Yoga. Deine Beine sind – so gut es geht – gestreckt, deine Fingerspitzen sollten aber immer den Boden berühren können. Lass den Oberkörper und deine Arme entspannt vornüberhängen. Hebe nun die Zehen an und platziere deine Fingerspitzen unter den Zehen. Entspanne dich dabei und lass im Nacken los!

> Du schließt mit dieser Übung deinen Energiekreislauf und wirst die energetisierende Wirkung dieser Asana sofort spüren. Stell dir bildlich vor, wie deine Energie durch deine Arme, in den Rücken, durch deine Beine und in die Füße fließt. Ein großartiger Abschluss des intensiven Feierabend-Flows.

MEIN ABENDLICHES YOGARITUAL: VOM TAG ABSCHALTEN UND GUT EINSCHLAFEN

Am Abend vor dem Zubettgehen haben viele von uns Probleme mit dem Abschalten. Besonders wenn der Tag hektisch und im wahrsten Sinne des Wortes nervenaufreibend war, kreisen die Gedanken noch lange um unsere individuellen Themen: die Arbeit, den Haushalt, das Training, die Kinder, die Steuererklärung oder die Beziehung. Ich selbst kenne solche Phasen sehr gut und es fiel mir früher überhaupt nicht leicht, an diesen Tagen abzuschalten und mich zu entspannen.

Doch unsere Entspannungsphasen sind extrem wichtig. Erst sie bringen uns wieder zurück in die Balance, nachdem wir den ganzen Tag aktiv waren. Wenn wir gar nicht oder nicht gut entspannen und abschalten können, wirkt sich dies negativ auf unseren Schlaf aus und kann über längere Zeit sogar zu ernsten Krankheiten führen. Wir geraten schlichtweg aus unserem natürlichen Gleichgewicht von Anspannung und Entspannung.

Die gute Nachricht ist, dass wir Entspannung ebenso erlernen können wie alles andere im Leben. Auch du kannst auf einfache Weise etwas gegen dein Gedankenkarussell und für deinen entspannten Schlaf tun. Das Stichwort heißt »Loslassen« und klingt im ersten Moment einfacher, als es ist.

Zunächst einmal müssen wir verstehen, warum wir manchmal nur so schwer loslassen und abschalten können. Was steckt dahinter? Die primäre Ursache dafür ist häufig Angst, die sich in viele Gewänder kleidet. Wir haben Angst, dass wir etwas nicht schaffen. Angst, dass etwas Schreckliches passiert. Angst, dass wir etwas Wichtiges vergessen. Angst, dass etwas schiefgeht. Angst, dass wir nicht gut genug sind. Angst, dass wir abgelehnt werden und so weiter. Wir machen uns die halbe Nacht schier verrückt mit unseren angstvollen Gedanken und das, obwohl wir nachts meist überhaupt nichts tun können. Wir rauben uns nur den Schlaf und zermürben uns mit der Zeit selbst, weil unser Körper permanent Adrenalin und andere Stresshormone produziert. Doch wir sind ebenfalls in der Lage, den Spieß umzudrehen und mithilfe unserer Gedankenkraft das Loslassen und Entspannen am Abend zu üben.

Es gibt diverse Entspannungstechniken, von denen ich viele bereits ausprobiert habe. Mir persönlich haben spezielle Yoga-Asanas und eine wunderbare Meditation besonders wirkungsvoll geholfen. Diese habe ich in meinem abendlichen Yogaritual für dich vereint. Zuerst lernst du, im Körper loszulassen, und anschließend in deinen Gedanken. So bereitest du dich optimal auf den Schlaf vor. Ich praktiziere das abendliche Yogaritual am liebsten im Schlafanzug direkt auf meiner Yogamatte vor dem Bett. Übe es so, wie es für dich am bequemsten ist. Du sollst dich rundum wohlfühlen. Bist du bereit, heute Abend so richtig abzuschalten und dich der Entspannung für einen guten Schlaf hinzugeben?

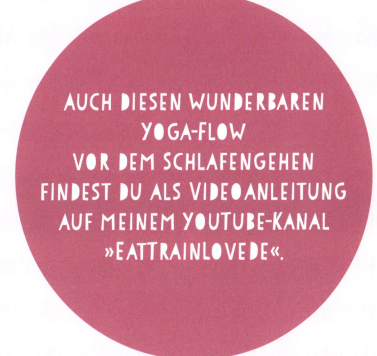

AUCH DIESEN WUNDERBAREN YOGA-FLOW VOR DEM SCHLAFENGEHEN FINDEST DU ALS VIDEOANLEITUNG AUF MEINEM YOUTUBE-KANAL »EATTRAINLOVEDE«.

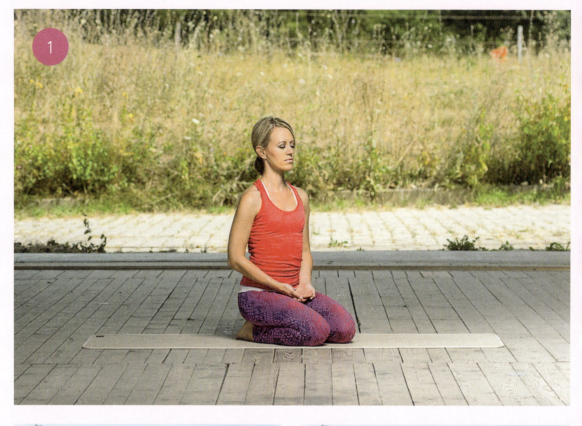

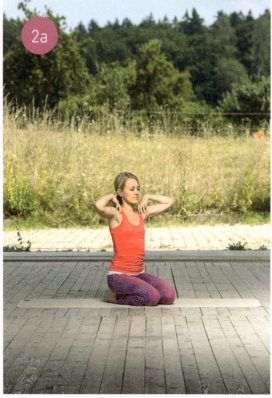

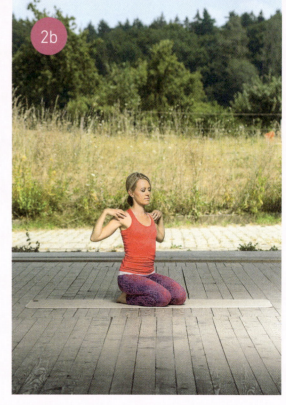

❶ FERSENSITZ

Komme im Fersensitz mit geradem Rücken auf deiner Matte an und lege deine Hände sanft in deinen Schoß. Schließe die Augen, entspanne deinen Körper und spüre deinen Atem. Atme tief in deinen Bauch, deine Brust und dein Herz hinein, weite sie und löse die innere Anspannung, die sich besonders an diesen Orten manifestiert. Wenn du spürst, dass deine Gedanken abschweifen, komme immer wieder zu deinem Atem zurück. Es gibt jetzt nichts zu denken, nur zu spüren. Bleibe so lange im Fersensitz, bis du das Gefühl hast, wirklich auf deiner Matte angekommen zu sein.

> Besonders nach hektischen Tagen ist dein Atem ein wunderbarer Anker für deinen unruhigen Geist und kann schon allein sehr wohltuend und entspannend sein. Atme daher immer so bewusst wie möglich, wenn du nach Entspannung und Ruhe suchst.

❷ SCHULTERN KREISEN

Widme dich nun deiner Schulterpartie. Lege die Hände auf die Schultern und lass deine Schultern nach hinten kreisen. Löse die Anspannung, die auf deinen Schultern lastet und in deinem Nacken sitzt. Stelle dir zur Unterstützung auch visuell vor, wie du deinen Tag und alles, was war, von dir abschüttelst.

> Diese Übung lockert sowohl deinen Schultergürtel und Nackenbereich als auch deine innere Anspannung mit einigen Wiederholungen auf. Ich genieße diese Übung auch im Büro zwischendurch sehr gern.

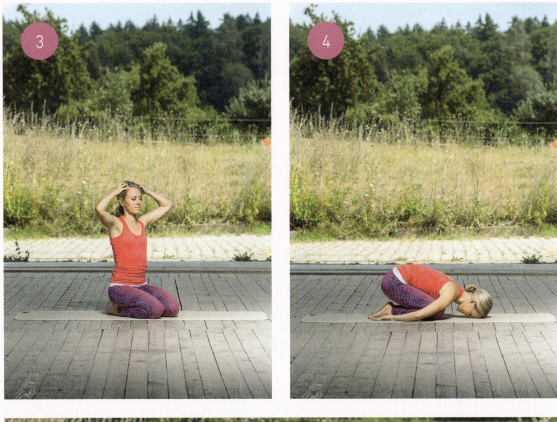
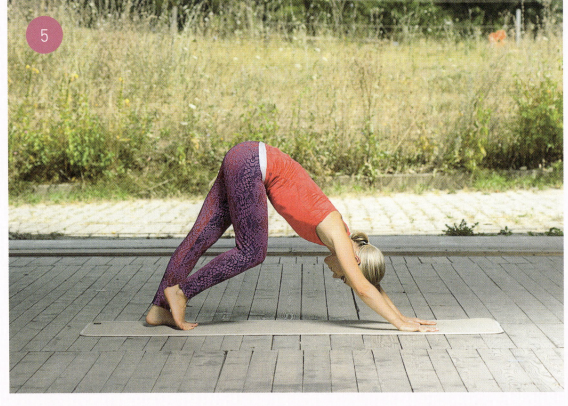

③ KOPFHAUTMASSAGE

Wandere mit deiner Aufmerksamkeit weiter zu deinem Kopf, dem Ort, an dem all deine Gedanken entstehen. Setze deine Fingerkuppen auf deiner Kopfhaut auf und massiere sie sanft mit allen zehn Fingern. Kreise und streiche, wo und wie es dir guttut. Mit dieser kleinen Massage regst du die Durchblutung deiner Kopfhaut an und gibst deinem Nervensystem entspannende Impulse. Wenn du möchtest, kannst du auch dein ganzes Gesicht massieren. Deine Wangen und deine Stirn freuen sich ebenfalls über diese kleine Auflockerung.

④ KINDPOSITION

Komme vom Fersensitz in die Kindposition und lege deine Arme seitlich neben deinem Rumpf ab. Deine Stirn sinkt sanft auf die Matte. Behalte die tiefe Bauchatmung bei und komme zur Ruhe. Nimm einige tiefe Atemzüge und entspanne deinen unteren Rücken.

⑤ HERABSCHAUENDER HUND, DER WALKT

Gehe von der Kindposition in den Herabschauenden Hund über. Strecke deine Beine so gut es geht, aber übe keinen übertriebenen Druck aus. Schiebe dich mit den Händen weit nach hinten auf deine Füße, um das Gewicht dorthin zu verlagern. Deine Hände drücken kraftvoll in die Matte. Wenn du nun im Herabschauenden Hund angekommen bist, beuge abwechselnd deine Beine und beginne, auf der Stelle zu walken. Schiebe dabei sanft deine Hüfte von der einen zur anderen Seite, so wie es dir guttut. Ganz locker, ganz leicht.

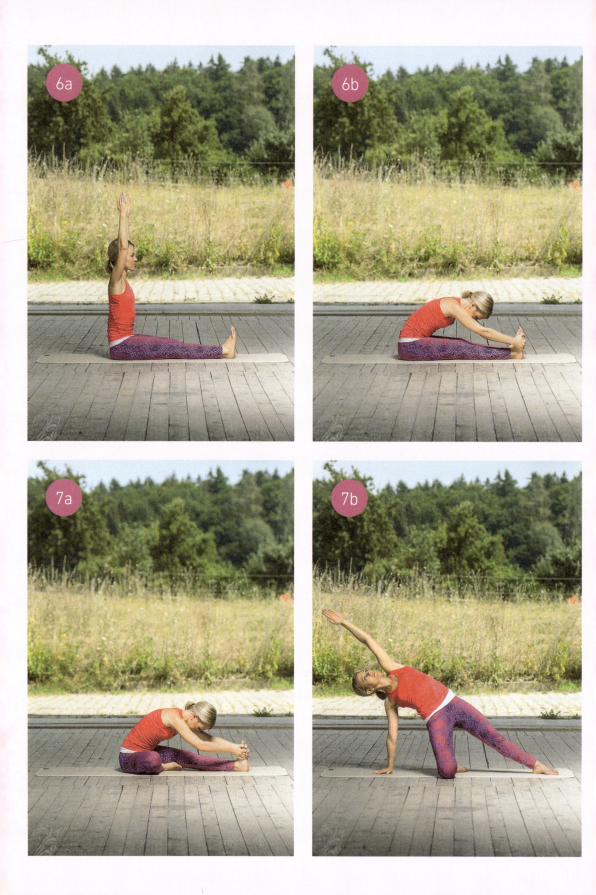

⑥ SITZENDE VORBEUGE MIT BEIDEN BEINEN

Vom Herabschauenden Hund kommst du in den langen Sitz. Deine Beine sind ausgestreckt und gerade. Atme tief ein, strecke die Arme nach oben, ziehe die Wirbelsäule lang in die Höhe und beuge dich nach vorn in Richtung deiner Zehenspitzen. Halte die Vorbeuge für mindestens eine Minute und verkrampfe nicht. Du gehst auch hier nur so weit, wie es dir guttut.

> Alle yogischen Vorbeugen fördern ganz besonders das Loslassen. Damit sind sie die perfekten Übungen vor dem Schlafengehen und gehören natürlich zum abendlichen Yogaritual dazu.

⑦ EINBEINIGE VORBEUGE UND WILD THING

Diese wundervolle Kombination aus zwei Asanas hilft dir, mehr und mehr loszulassen und dich in alle Richtungen zu dehnen. Zunächst gehst du in die sitzende Vorbeuge mit einem Bein. Winkle dafür aus dem langen Sitz heraus das rechte Bein an und lasse das Knie sanft nach außen fallen. Strecke deine Wirbelsäule mit der Einatmung in die Länge und neige dich in die Vorbeuge mit einem Bein. Halte die Position für einige Atemzüge und öffne mehr und mehr die Hüfte bei deinem angewinkelten Bein. Nach einigen Atemzügen richte dich wieder in den Sitz auf. Verlagere nun dein Gewicht auf das angewinkelte Bein, stütze die rechte Hand schräg hinter deinem Gesäß ab und schiebe dich in das Wild Thing. Dein linker Arm streckt lang und dein Blick folgt der Hand. Das Wild Thing ist ein fantastischer Ausgleich zu jeder Vorbeuge. Es macht einfach richtig Spaß, sich »wild« in diese ausdrucksstarke Rückbeuge zu dehnen. Komme anschließend zurück in die sitzende Position und wiederhole die Übungsfolge auf der anderen Seite.

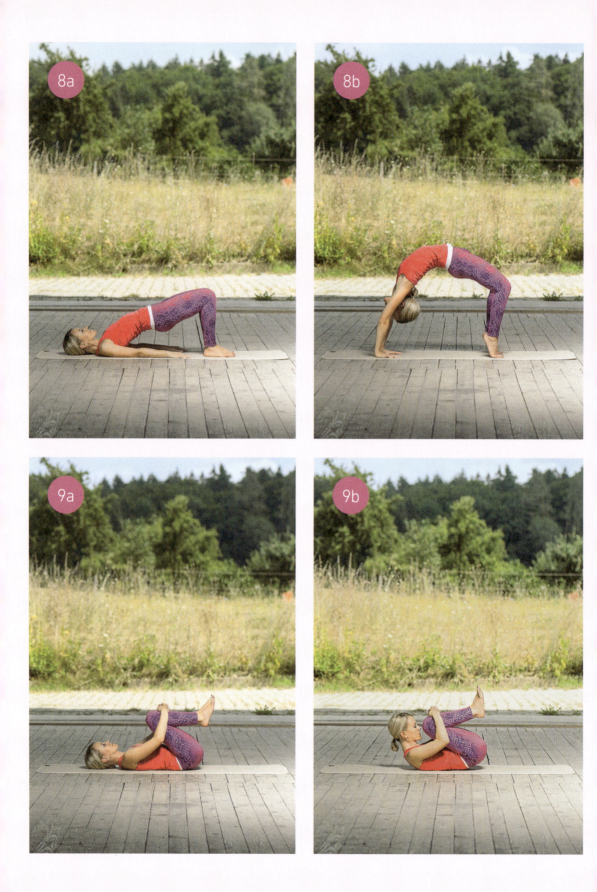

8 SCHULTERBRÜCKE ODER RAD

Aus der sitzenden Position roll dich mit gerundetem Rücken langsam hinab auf die Matte. Stelle die Füße rechtwinklig und hüftbreit auf. Rolle nun deinen Rumpf vom Gesäß zum Nacken Wirbel für Wirbel auf und komme in die Schulterbrücke. Strecke dein Becken bewusst zur Decke und presse die Handflächen neben dir in die Matte. Zum einen gibt uns die Schulterbrücke Stabilität und Kraft im Rücken. Zum anderen stärkt sie auch mental unser Rückgrat und gibt uns Sicherheit in unserem Alltag.

ALTERNATIVE FÜR FORTGESCHRITTENE YOGIS

Wenn du das Rad bereits beherrschst und die intensive Rückbeuge magst, gehe statt der Schulterbrücke direkt in das Rad, indem du dich über deine Füße und deine neben den Ohren aufgestellten Hände in diese fortgeschrittene Asana wie ein Bogen hochdrückst. Atme tief und bewusst weiter, während du auf die umgekehrte Welt schaust. Ich mag das Rad besonders am Abend, da dieser umgekehrte Blick eine großartige Symbolik hat! Er hilft mir, die Dinge, die mich beschäftigen, aus einer anderen, spielerischen Perspektive zu sehen.

9 KUGEL

Komme nach der intensiven Rückbeuge nun liegend zurück auf deine Matte. Ziehe deine Knie eng an deinen Körper heran und umschließe sie mit deinen Armen. Mach dich klein wie eine Kugel und schaukel ganz leicht über den unteren Rücken nach rechts und links.

In der Kugel gleichst du auf sanfte Weise die starke Rückbeuge – insbesondere nach dem Rad - aus und massierst sanft deine Lendenwirbelsäule.

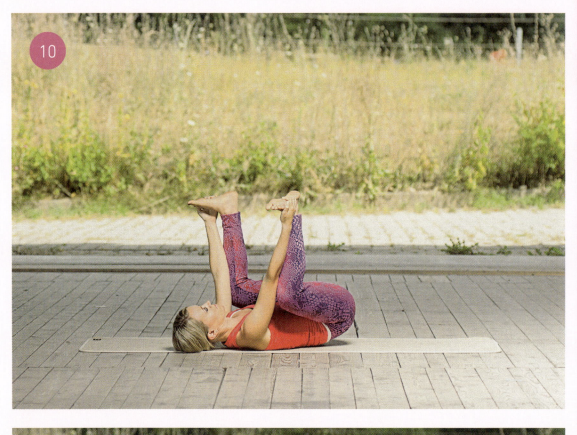

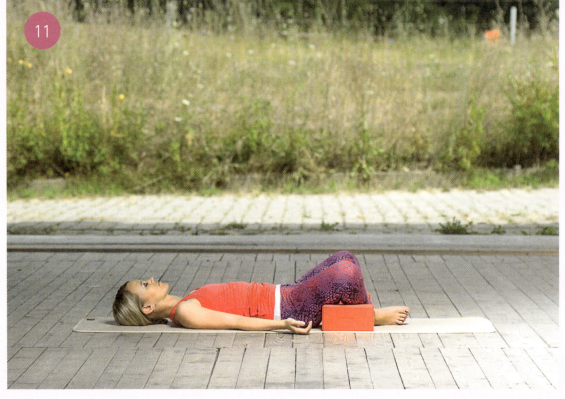

🔟 HAPPY BABY POSE

Greife nun in der Rückenlage mit angewinkelten Beinen deine Fußsohlen oder Knöchel, öffne deine Hüfte und ziehe die Füße zu dir heran. Dieser wundervolle Hüftöffner tut mir besonders am Abend gut.

> Als wir noch Babys waren fiel uns diese Asana ganz leicht, weil wir so gelenkig in der Hüfte waren. Heute ist sie für die meisten von uns nicht mehr ganz so einfach auszuführen. Gib dein Bestes für die Happy Baby Pose! Sie ist – genau wie früher – noch immer unheimlich wohltuend.

1️⃣1️⃣ SHAVASANA MIT GEÖFFNETER HÜFTE

Leg dich mit aufgestellten Beinen in die Rückenlage. Lass deine Knie ganz sanft nach außen in Richtung der Ränder deiner Yogamatte sinken und lege deine Fußsohlen aneinander. Atme bewusst in deinen Unterleib und deine Hüfte hinein. Du wirst spüren, wie sich deine Hüfte mehr und mehr öffnet. Auch für Frauen mit Menstruationsbeschwerden ist diese Asana absolut wohltuend. Gönn dir ruhig fünf Minuten in dieser Pose, gern mit Unterstützung von Yogablöcken links und rechts unter deinen Knien, wenn dies angenehmer für dich ist.

> Diese letzte Asana des abendlichen Yogarituals ist meine Lieblingspose zum Entspannen. Im Yoga heißt es, dass sich unsere Emotionen – wie z. B. auch die Angst – gern in unserer Hüfte sammeln. Durch bestimmte Hüftöffner können wir diese angestauten Energien wieder freisetzen und ins Fließen bringen. Shavasana mit geöffneter Hüfte ist dafür wunderbar geeignet. Anschließend geht dieser abendliche Yoga-Flow nahtlos in die entspannende Meditation für deinen Geist über.

MEDITATION IM SCHNEIDERSITZ: DIE GEDANKENPROZESSION

Eine visuelle Meditation ist ein wunderbares Werkzeug, um unsere Gedanken erfolgreich zu beruhigen. Wir brauchen jedoch eine Methode, die bei uns persönlich funktioniert. Einige stellen sich ihre Gedanken wie vorbeiziehende Wolken am Himmel vor, die nächsten schauen minutenlang in ein flackerndes Feuer und wiederum andere träumen sich an ihren Lieblingsort, um abzuschalten. Ich hoffe, jeder von uns findet auf seinem Lebensweg seine persönliche Methode zur tiefen Entspannung.

Ich möchte dir hier eine visuelle Meditation zeigen, die mir besonders gut hilft, am Abend abzuschalten und meine unruhigen Gedanken ziehen zu lassen, ohne dass sie mich weiterhin belasten. Ich bin auf Bali beim Anblick einer hinduistischen Prozession zu Ehren der Götter auf diese Visualisierung gekommen. Sie funktioniert bei mir wunderbar. Probiere sie unbedingt aus!

Nimm im Schneidersitz auf der Matte oder in deinem Bett Platz und schließe die Augen. Stell dir vor, wie du nun wie eine Göttin oder ein Gott auf deinem Thron sitzt, ganz ausgeglichen und vollkommen in deinem inneren Frieden. Du bist die Ruhe selbst. Du strahlst Gelassenheit aus jeder Pore deines Körpers aus. Du lächelst die Welt gütig an, denn nichts kann deinen inneren Frieden stören. Stell es dir bildlich vor!

Wenn dann Gedanken in deinem Kopf aufkommen, visualisiere sie als Personen, die vor deinem Thron auftauchen und dir ihre Gaben in Form von Bitten, Wünschen, Sorgen etc. mitbringen, um die du dich kümmern sollst. Hier taucht die Sorge um die eine unerledigte Aufgabe auf, dort der Gedanke an eine unbezahlte Rechnung … Ganz egal, welcher Gedankenträger vor deinem Thron aufkreuzt, du lächelst alle liebevoll aus deiner inneren Ruhe heraus an und lässt sie wie in einer Prozession an deinem Thron vorbeiziehen. Ihre Wünsche, Sorgen und Nöte können sie neben deinem Thron wie Gaben ablegen. Du wirst dich zur rechten Zeit verantwortungsvoll mit ihnen befassen, aber nicht mehr heute. Heute werden sie behutsam neben deinem Thron verwahrt und die Gedankenträger können sich sicher sein, dass ihre Gaben von dir gesehen und gehört werden. Für alles ist gesorgt. Nichts wird vergessen. Doch heute bist und bleibst du in deiner inneren Ruhe.

Lass diese Prozession deiner Gedanken so lange vor deinem geistigen Auge ablaufen, bis keine neuen Gedanken mehr aufkommen. Das kann einige Minuten, vielleicht sogar eine halbe Stunde dauern. Danach wirst du die befreiende Wirkung dieser Meditation spüren.

All deine Gedanken sind nun in dieser besonderen Form abgelegt und sicher verwahrt. Dein Geist ist ganz einfach leer und du findest dich friedlich auf deiner Matte oder in deinem Bett sitzend wieder, wenn du die Augen öffnest. Ganz wie die Göttin oder der Gott aus deiner visuellen Meditation. Jetzt kannst du dich zufrieden schlafen legen. Dein Körper und dein Geist sind ganz entspannt.

GEHEIMREZEPT VOR DEM EINSCHLAFEN
YOGISCHE CASHEWMILCH MIT DATTELN, VANILLE UND LAVENDELBLÜTEN

Dieses einfache Rezept für eine vegane Cashewmilch mit Datteln, Bourbon-Vanille und Lavendelblüten ist einfach göttlich! Am Abend ein Glas leicht gekühlt genießen, auf der Yogamatte in Shavasana entspannen und direkt mit einem Lächeln einschlummern. Das ayurvedisch inspirierte Rezept tut deinem Bauch gut und beruhigt deine Nerven.

Zutaten für ca. 1 Liter Cashewmilch:

100 g Cashewnüsse • ½ l Wasser • 10 entsteinte Datteln • Mark von 1 Vanilleschote oder ½ TL gemahlene Bourbon-Vanille • ggf. ½ TL getrocknete Lavendelblüten

Die Cashewnüsse gründlich abspülen. Alle Zutaten in den Mixer geben und langsam steigernd von der niedrigsten bis zur höchsten Stufe mindestens 1 Minute mixen. Die fertige Cashewmilch in einer verschließbaren Flasche kalt stellen, aber am besten ein Glas sofort genießen. Himmlisch!

DEINE REISE

Du hast mein Buch – deinen Reiseführer – nun komplett gelesen und deinen Rucksack voller Wissen für deine eigene EAT TRAIN LOVE-Reise gepackt. Die erste große Station – die gesunde, natürliche Ernährung mit Clean Eating – wartet schon auf dich. Und auch der Ausflug in die schöne Welt des Yoga liegt bereits in Sichtweite – alles durchzogen von einer liebevollen, achtsamen Haltung dir selbst und deinem Körper gegenüber.

Ich weiß noch sehr gut, wie aufgeregt ich damals an diesem Startpunkt war. Ich wusste, es würde etwas wahnsinnig Gutes beginnen und sich Stück für Stück in meinem Leben durchsetzen. Ich war wild entschlossen. Ich hatte es in der Hand. Ich wollte mein Leben zum Positiven verändern. Lebenslang. Oder wie schon Konfuzius sagte:

Eine Reise von tausend Meilen beginnt mit dem ersten Schritt.

Das Einzige, was du jetzt also noch tun musst, ist: dich in Bewegung setzen, denn auch deine Reise beginnt mit dem ersten Schritt. Dieses Buch mit allen Informationen und Inspirationen zu lesen, ist ein wunderbarer Start, doch nun sage ich: »Leg das Buch zur Seite und werde aktiv!« Fang bei deiner Ernährung an! Experimentiere in deiner Küche, spüre in dich hinein, was dir guttut, und bediene dich an der gesamten Vielfalt, die die Natur dir zu bieten hat. Clean Eating will wie ein neues Land ganzheitlich von dir entdeckt und erlebt werden. Gleichermaßen ist Yoga ein Ort der Kraft, der Stille und der Bewusstheit, der darauf wartet, von dir durchdrungen zu werden.

Auf deiner Reise wirst du eine Menge Neues kennenlernen und positive wie negative Erfahrungen machen. Manches tut dir gut, manches auch nicht. Finde heraus, was für dich ganz persönlich richtig ist. Deine Reise ist kein Pauschalurlaub. Sie ist ganz individuell, so wie du! Zwar geben dir Leitlinien wie dieses Buch wertvolle Orientierung, doch klammere dich nicht zu fest daran! Du darfst diesen Reiseführer gern immer wieder zur Hand nehmen und dir Inspirationen holen, doch bahne dir deinen eigenen lebendigen Weg zu einem gesunden, aktiven und glücklichen Lebensstil, der sich für dich gut anfühlt.

Das dauert seine Zeit – gewiss! Genau wie Clean Eating keine kurzfristige Diät ist, ist EAT TRAIN LOVE kein zweiwöchiger, immer heiterer Sommerurlaub. Neue, bessere Gewohnheiten in deinem Leben zu etablieren, kann manchmal echt hart sein. Es erfordert Durchhaltevermögen und liebevolle Geduld mit dir. Geh es langfristig an und lass dich auch von miesen Tagen oder Durststrecken nicht von deinem Weg abbringen. Du weißt doch, für welches Ziel du diese Reise beginnst, oder?

Der Weg ist dein Ziel. Auch wenn es abgedroschen klingt: Für diese Reise gilt es umso mehr, denn dein großes Ziel ist nicht, überflüssige Pfunde zu verlieren oder mehr Energie im Alltag zu haben. All das wirst du auch erreichen. Doch es gibt noch etwas, das ganz oben steht. Dein großes Ziel ist, dass du dich gut um dich und deinen Körper kümmerst. Von jetzt an, jeden Tag. Du bestehst aus diesem wundervollen Trio aus Körper, Geist und Seele – und sie werden fantastisch für dich arbeiten, wenn du gut für sie sorgst. Du machst dich mit diesem Buch also auf den Weg, um dir auf vielerlei Weise Gutes zu tun und dich vollends lebendig zu fühlen. Du gibst deinem Körper wertvolle Nährstoffe, du kurbelst deinen Stoffwechsel an, du holst Yoga in dein Leben, du programmierst deinen Geist mit einem Morgen-Mantra positiv für den Tag, du stärkst dein Immunsystem, du verwöhnst deinen Gaumen, du dehnst dich, du kräftigst dich, du isst ganz bewusst, du entspannst beim Shavasana … All dies sind kleine Schritte auf deinem Weg, mit denen du jeden Tag für dein großes Ziel eintrittst.

Deswegen ist diese Reise langfristig, deswegen ist sie individuell und deswegen setzt du dich jetzt in Bewegung. Jeder Schritt, den du von nun an gehst, ist ganz allein für dich. Genieße deinen Weg und werde zur besten Version von dir, die du sein kannst! Und wenn du noch weitere Inspirationen, Rezepte, Workout-Videos und Motivationstipps benötigst, dann besuche mich auf meinem Blog EAT TRAIN LOVE. Ich freue mich auf dich!

Deine

MEINE DANKSAGUNG

Last but not least ist meine letzte Aufgabe in diesem Buch, einigen wunderbaren Menschen in meinem Leben DANKE zu sagen.

Als erstes danke ich meinem Mann Christoph, der mich bedingungslos liebt und mir bei all meinen Experimenten des Lebens zur Seite steht. Er ist mein Fels in der Brandung und hat schon so viele Abenteuer mit mir gemeinsam erlebt. Auch bei meinem Buch hat er mich vom Anfang bis zum Ende als Ideengeber, Aufmunterer, Organisator und sogar als Koch unterstützt. Außerdem hat er mir im letzten Jahr viele Monate den Rücken freigehalten, damit ich den nötigen Freiraum habe, um meinen Traum vom ersten eigenen Buch zu verwirklichen. Ich liebe dich!

Der nächste Dank gilt meinen Eltern. Ihnen habe ich sehr viel zu verdanken, denn sie haben immer ihr Bestes gegeben, um mir ein gutes Leben zu bieten. Noch heute sind sie immer für mich da und unterstützen mich, wo sie nur können. Selbst wenn die Welt der Blogs und Social Media nicht mehr ganz ihre Welt ist. Besonders für mein Buchprojekt haben sie mir viele wunderbare Eigenschaften mit auf den Weg gegeben, die ich benötigte. Von meiner Mama habe ich z. B. meine Kreativität und von meinem Papa das strukturierte Vorgehen mit auf meinen Weg bekommen. Eine tolle Kombination! Danke schön, ihr Lieben!

Des Weiteren danke ich meinen wunderbaren Freundinnen Diana, Rena, Tina und Verena. Sie haben mir ganz besonders auf den letzten Metern meines Buches unwahrscheinlich geholfen. Coverauswahl, Korrekturlesen und die nötigen Feinschliffe haben diese tollen Frauen mit mir vorgenommen, damit dieses Buch so gut wird, wie es jetzt ist.

Ein weiteres Dankeschön von Herzen gebe ich an meine Verlagsredakteurin Nikola Hirmer. Sie hat von der ersten Sekunde an mich und mein Buchprojekt geglaubt, sich für mich eingesetzt und mir ebenfalls auf dem gesamten Entstehungsweg mit ihren Ratschlägen und ihrer beruhigenden, sympathischen Art zur Seite gestanden. Ebenfalls danke ich dem gesamten Team der Verlagsgruppe Random House. Und natürlich auch ein großes Dankeschön an Georg Schweisfurth und das Sonnenhausen-Team für die Möglichkeit, an diesem schönen Ort fotografieren zu dürfen und die anschließende köstliche Bewirtung.

Mein letzter Dank geht in besonderer Weise an meine lieben Blogleserinnen und -leser – EAT TRAIN LOVER wie ich sie gern nenne – und natürlich auch an dich! Ohne eure Neugier, eure Lust auf Inspiration und Motivation, euren Wissensdurst, eure Fragen, aber natürlich auch ohne eure Unterstützung wäre dieses Buch niemals entstanden.

Ich bin für jeden einzelnen Menschen, der mich auf meiner EAT TRAIN LOVE-Mission unterstützt, unendlich dankbar!

REZEPTE

Avocado-Birnen-Mus 99
Balinesisch inspirierte Buddha Bowl 115
Bunte Gemüsechips mit Gewürzmischung 119
Cashew-Frischkäse mit Kräutern 103
Cleaner Heißhunger-Snack 71
Cleanes Birchermüsli mit Birne im Herbst 97
EAT TRAIN LOVE-Banana Bread 125
Eisgekühltes Himbeer-Limetten-Mus 123
Energy Bars mit Zartbitterschokolade 121
Erfrischender Apfel-Minz-Eistee 95
Flammkuchen mit Spargel und Zitronencreme 111
Frühlingshaftes Erdbeer-Mandel-Oatmeal 96
Guacamole 109
Heimische Grüne Power 77
Heiß begehrtes Nutella 103
Kokosmilchreis mit Schoko-Mandarinen 123
Mango-Kokos-Oatmeal für den Sommerkick 96
Mediterranes Emmerotto mit Wildkräuter-Pesto 113
Pfannkuchenröllchen mit Wildlachs und Rucola 111
Quinoa-Salat mit Saté-Spießen 107
Roter Green Smoothie 77
Sechskörniges Vollkornbrot mit gewissen Extras 101
Sommersüße Kokos-Matcha-Balls 121
Spinatsalat mit Datteln und Ziegenkäse 107
Süßkartoffel-Gnocchi mit Chili-Garnelen 117
Tomatiger Frischkäse mit Oliven 103
Tropischer Traum in Grün 77
Vegane Kürbis-Kartoffel-Suppe 105
Vegane Nussmilch 63
Winterliches Peanutbutter-Chocolate-Oatmeal 97
Yogische Cashewmilch 171
Zitronenwasser 147
Zuckerfreie Pancakes mit buntem Beerenjoghurt 99
Zweierlei buntes Ofengemüse mit Feta 109

ÜBUNGEN

Baum mit Biceps Curl und Press-up 155
Boot im Twist mit einer Hantel 151
Bretter-Flow 153
Einbeinige Vorbeuge 165
Fersensitz 161
Fersensitz mit geöffneten Armen 137
Flow aus Herabschauendem Hund und Brettposition 143
Halbmond im Knien 145
Happy Baby Pose 169
Hängebauchschwein 137
Herabschauender Hund 153
Herabschauender Hund, der walkt 143, 163
Katze – Kuh im Flow 139
Katze streckt ihr Bein 141
Katze streckt ihr Bein in die Waage 151
Kindposition 163
Kindposition mit gestreckten Armen 139
Kopfhautmassage 163
Krieger II dynamisch links und rechts 155
Kugel 167
Mountain Climbers im Sprint 157
Rad 167
Rosenstock 145
Rotation im Vierfüßerstand 141
Schulterbrücke 167
Schultern kreisen 161
Shavasana mit geöffneter Hüfte 169
Sitzende Vorbeuge mit beiden Beinen 165
Vorbeuge im Energiekreislauf 157
Wild Thing 165

IMPRESSUM

Der Verlag weist ausdrücklich darauf hin, dass im Text enthaltene externe Links vom Verlag nur bis zum Zeitpunkt der Buchveröffentlichung eingesehen werden konnten. Auf spätere Veränderungen hat der Verlag keinerlei Einfluss. Eine Haftung des Verlags ist daher ausgeschlossen.

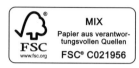

Verlagsgruppe Random House FSC® N001967

Druck und Bindung: Alcione, Lavis
Printed in Italy.

1. Auflage 2016

Copyright © 2016 dieser Ausgabe by Irisiana Verlag, einem Unternehmen der Verlagsgruppe Random House GmbH, Neumarkter Straße 28, 81673 München.
Alle Rechte sind vorbehalten.
Projektleitung: Nikola Hirmer, Hannes Frisch
Redaktion: Katharina Lisson
Korrektorat: Susanne Schneider
Umschlaggestaltung: Geviert - Büro für Kommunikationsdesign, München
Layout: Katja Muggli, Claudia Scheike
Gestaltung, Satz, Litho & DTP: Christoph Dirkes, Yorck Schultz
mediathletic bild + design, Neuenkirchen · Hannover · www.mediathletic.com
Bildredaktion und Leitung der Fotoproduktion: Sabine Kestler
Herstellung: Claudia Scheike
Fotografie People: Christian M. Weiss · Assistenz: Sylwia Makris
Haare/Make up: Marina von Massenbach
Foodfotografie und Foodstyling: Mike Hofstetter
Styling: Nicole Franke
Bilder Seite 37, U2/U3: Kristin Woltmann
ISBN: 978-3-424-15299-9

www.irisiana.de